CAUSE

DE LA RAGE

ET MOYEN

D'EN PRÉSERVER L'HUMANITÉ

PAR MM. LES DOCTEURS

F. J. BACHELET

ex-médecin militaire, actuellement pharmacien-major chef à l'hôpital de Valenciennes, chevalier de la légion d'honneur.

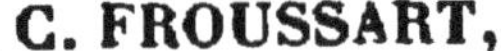

C. FROUSSART,

médecin-major au [illegible] cuirassiers, chevalier de la légion d'honneur.

Sublatâ causâ, tollitur effectus.

VALENCIENNES,
IMPRIMERIE DE E. PRIGNET, RUE DE MONS, 9.
1857.

DIVISION DE L'OUVRAGE.

PRÉFACE.

INTRODUCTION.

Première partie.

CONSIDÉRATIONS GÉNÉRALES. — EXPOSÉ DES DIVERS MODES DE TRAITEMENT EMPLOYÉS JUSQU'A CE JOUR. — CAUSES ADMISES PAR LES AUTEURS.

Deuxième partie.

CAUSE RÉELLE DE LA RAGE CHEZ LES ANIMAUX.

Troisième partie.

PROPHYLAXIE.

CONCLUSION.

PRÉFACE.

La rage, ce terrible fléau dont le nom seul fait frissonner, et jette l'épouvante parmi les populations, la rage qui fait des ravages depuis des siècles, et voue, chaque année, un certain nombre de victimes à la mort la plus affreuse, a été l'écueil, la pierre d'achoppement où sont venus se briser les efforts impuissants de tant d'intelligences d'élite. Toujours debout, il est aussi redoutable et plus meurtrier que jamais, puisqu'il a envahi aujourd'hui des contrées qu'il épargnait naguères.

Enrayer ses funestes effets au moyen d'un spécifique infaillible, sera probablement toujours au dessus de la puissance humaine. Aussi, au lieu d'imiter l'exemple de nos devanciers, avons-nous cherché à découvrir le mystère qui enveloppe la *raison d'être* de cette horrible maladie, et le moyen prophylactique qui peut arrêter sa marche.

Nous considérons comme un devoir de révéler à la société le résultat de nos travaux, et si notre inspiration a été heureuse, le bonheur de lui avoir été utile, sera pour nous la plus belle des récompenses.

INTRODUCTION.

Aucune maladie n'a peut-être été, plus que la rage, l'objet des recherches et des méditations du monde savant. Des siècles se sont écoulés, et cette question qui n'a pas cessé de préoccuper vivement les esprits, est toujours aussi brûlante qu'autrefois. Elle intéresse tout le monde. Chacun de nous frémit en pensant qu'il est exposé, soit à la ville, soit dans les campagnes, à être livré sans défense, à la merci d'un animal enragé. Dans certains cas surtout, comment songerons-nous à nous mettre sur nos gardes, lorsque nous aurons affaire à un compagnon fidèle qui, depuis longtemps, nous donne des preuves irrécusables de sa docilité, de son affection et d'un dévouement sans bornes.

Tous les jours nous voyons, sans émotion, des convois funèbres passer devant nos yeux, mais qu'un malheureux succombe victime de la rage, et cette triste nouvelle va répandre la terreur, et plonger dans le deuil une ville toute entière, comme si chacun avait perdu un frère, un ami. Quelques jours ne suffiront pas pour éteindre le souvenir d'une telle calamité. Les mois, les années s'écoulent, et la population au milieu de laquelle s'est accompli ce drame terrible, en raconte les affreux détails qui l'ont si vivement impressionnée, et sont encore aussi vivants dans son esprit que si le malheur était arrivé la veille.

C'est que cette affection présente des phases si cruelles et des angoisses si poignantes ! C'est que le cortége des symptômes qui la caractérise est si douloureux !! Ce qui la rend plus effrayante encore, c'est que le malheureux enragé conserve presque toujours son intelligence intacte jusqu'au dernier moment, et n'ignore pas qu'il est en proie à un mal qui ne pardonne jamais. Quoi de plus désespérant que la certitude d'être voué à une mort inévitable, qui peut seule mettre un terme à d'horribles souffrances !!! Toutes ces conditions réunies lui donnent un cachet particulier qui émeut profondément les cœurs les moins sensibles.

Aussi, le gouvernement comprenant qu'aucune maladie ne méritait à un plus haut degré d'éveiller sa sollicitude, a-t-il défendu de publier les cas de rage dans les journaux, afin de ne pas effrayer inutilement les populations. En outre, il a cherché à diminuer le nombre des chiens, par la voie des impôts, et n'a négligé, enfin, aucun moyen de s'éclairer sur un sujet d'une telle importance. Mais la science n'ayant pas encore pu donner une solution, l'administration se trouve réduite aux simples mesures de police qui consistent à museler, tenir en laisse, traquer, empoisonner, poursuivre et enlever les chiens errants, tristes moyens qui, comme nous le prouverons, ont eu pour résultat de faciliter les progrès du fléau.

Et cependant, il faut l'avouer, il ne nous est pas permis d'accuser les savants d'indifférence. En 1780, plusieurs centaines d'écrits avaient déjà paru sur la rage, et depuis cette époque, l'Europe a été inondée d'une foule d'autres travaux sur cette matière. Non seulement ces œuvres sont restées stériles, mais en raison des opinions contradictoires émises par les divers auteurs, leur ensemble offre un déplorable mélange d'erreurs et de vérités, ce qui range cette maladie au nombre de celles qui sont le moins connues. C'est pour distinguer le vrai du faux, et jeter un peu de lumière sur cette question si intéressante au double point de vue de la science et de l'humanité, que nous allons entrer dans quelques considérations nécessaires pour élucider les points les plus importants qui s'y rattachent. Ces considérations sont indispensables, d'ailleurs, pour bien saisir les idées et les appréciations nouvelles que nous allons exposer dans le courant de cet ouvrage.

PREMIÈRE PARTIE.

Considérations générales.

La rage est une maladie virulente dont la terminaison est toujours mortelle. Caractérisée par un appareil de symptômes spéciaux, elle peut se développer spontanément chez certains animaux, mais l'homme ne la contracte jamais que par voie de transmission, c'est-à-dire par suite de la morsure d'un animal enragé.

Appelée *Rabies* par les latins et λυσσα par les grecs, elle a reçu une multitude d'autres dénominations que l'on ne perd rien à ignorer, tel.

les que : tétanos rabien, angine spasmodique, toxicose rabique, cynolisson, phobodipson, cynanthropie, lissa canina, etc. Mais le mot *hydrophobie*, généralement adopté par l'usage, est la plus fâcheuse synonymie qu'on ait pu choisir, car elle a beaucoup contribué à répandre de la confusion dans les esprits. En effet, *l'hydrophobie* de ὕδωρ eau, et de φόβος crainte, bien qu'étant un des signes les plus caractéristiques de cet ensemble d'accidens qui constitue la rage, n'est cependant, qu'un symptôme qui, de même que les envies de mordre, n'est pas toujours constant, comme l'ont prouvé Jolly, Mead, Selle, Sibodre, ainsi que les faits observés à l'Hôtel-Dieu de Paris.

Non seulement *l'hydrophobie* n'est pas un symptôme constant et nécessaire de l'affection rabienne, mais ce phénomène nerveux qui se traduit par une horreur, une aversion, une répugnance invincible pour la vue et la déglutition de l'eau, et même le plus souvent de toutes espèces de liquides, a été observé dans les maladies les plus diverses. On l'a vu se produire dans les fièvres inflammatoires, nerveuses, rhumatismales, exanthémateuses, pernicieuses, dans certains cas d'empoisonnement, et enfin dans diverses nevroses, telles que l'hystérie, l'épilepsie, l'hypochondrie, le satyriasis, la nymphomanie, l'aliénation mentale, etc. Dans ces cas, elle n'est évidemment qu'un symptôme secondaire, plus ou moins accidentel, quelquefois même de peu de durée, et qui n'a point d'importance. Aussi sommes-nous loin de partager l'opinion de certains auteurs qui considèrent ce phénomène comme le prélude certain d'une terminaison toujours funeste. Sa valeur pronostique dépend de l'affection qui l'accompagne, et le traitement doit être naturellement subordonné à celui de la maladie principale à laquelle il est lié.

Comment ne pas admettre son innocuité, puisque *l'hydrophobie* est quelquefois parfaitement compatible avec la santé, comme l'a démontré Chomel, et avant lui, Galien et Aëtius. Souvent elle survient par suite d'une commotion morale vive, telle qu'une violente colère, une grande frayeur, et surtout la crainte d'avoir été mordu par un animal enragé. Le fait suivant suffira pour faire voir qu'elle s'est développée chez des personnes dont l'imagination était fortement frappée : en 1817, un médecin de Lyon qui avait assisté à l'ouverture de plusieurs individus mordus par une louve enragée, conçoit l'idée qu'il a pu s'inoculer la rage. Aussitôt il perd l'appétit et le sommeil. Dès qu'il essaie de boire, son cou devient le siége d'une constriction spasmodique, et la suffocation paraît imminente. Pendant trois jours il erre sans cesse par les rues, s'abandonnant au plus affreux désespoir. Ses amis parviennent à lui persuader que son imagination seule est malade, et dès lors les accidents diminuent subitement, et cessent comme par enchantement.

Mais la circonstance la plus fréquente et la plus remarquable dans laquelle on l'a vu se produire, est la grossesse. Parmi les exemples que l'on trouve dans les auteurs, nous citerons le plus saillant et le plus curieux, rapporté dans le journal de Vandermonde. C'est celui d'une femme qui devenait hydrophobe pendant les quatre premiers mois de chacune de ses grossesses, dont le nombre fut de onze. Aussitôt après la conception, elle ne buvait que très peu ; petit-à-petit l'horreur des liquides augmentait au point que, non seulement l'infortunée s'abstenait de toute boisson ou de tout aliment liquide, mais qu'elle ne pouvait même voir d'autres personnes boire en sa présence. L'aspect et le bruit de l'eau lui étaient également insupportables, et produisaient un frisson général avec syncope ; aussi était-on obligé de cacher les vases qui contenaient des liquides, et de les transvaser sans que la malade en entendît la chûte. Cette femme était consumée par une soif brûlante, et il n'est pas de moyens qu'elle n'ait tentés pour vaincre sa répugnance. Lorsque des motifs impérieux l'obligeaient à traverser une rivière, elle se bouchait les oreilles, couvrait ses yeux d'un bandeau, et chargeait deux hommes de la conduire de force, jusqu'à ce qu'elle ait passé le pont, où la singularité de cette scène appelait un grand nombre de spectateurs.

La rage et l'*hydrophobie*, même lorsque cette dernière affection est accompagnée de quelques symptômes rabiformes, n'ont donc aucun rapport sous le point de vue de leur marche, de leur durée, des signes qui les caractérisent, et de leur terminaison. Celle-ci se termine presque toujours heureusement, tandis que la rage est constamment mortelle. Aussi sera-t-il toujours impossible de les confondre.

Chercherons-nous à expliquer si l'*hy-*

drophobie est un phénomène purement cérébral, un acte mental, une sensation morbide analogue, par exemple, à l'horreur invincible et *non motivée* qu'éprouvent quelques personnes, pour certains animaux, tels qu'une araignée, un crapaud, une couleuvre, etc ? la science n'a répandu qu'une bien faible lumière sur les affections dont le système nerveux semble être le siége. Laissons à d'autres le soin d'approfondir la nature intime de cette névrose. Nous n'avons d'autre but que d'expliquer la distinction qui doit-être établie entre les mots : *hydrophobie* et *rage*, et de faire comprendre la différence bien marquée qui existe entre ces deux affections qui n'ont rien d'identique dans leur essence. Détruisons donc cette malencontreuse synonymie, source de tant de confusion, comme on peut s'en convaincre, en consultant les auteurs qui n'ont fait que l'accroître par leurs nombreuses divisions en essentielle, spontanée, symptômatique, intermittente, etc.

Il n'est pas facile de dissiper les ténèbres qui enveloppent l'histoire de la rage. Son origine se perd dans la nuit des temps. A-t-elle existé de toute antiquité ? C'est bien probable, mais l'écriture sainte n'en dit rien, et on doit supposer, cependant, qu'elle n'aurait pas omis d'en faire mention, si elle eût été connue alors comme elle l'est aujourd'hui dans certaines contrées. Les auteurs de l'antique Grèce gardent le même silence, et aucun passage des livres d'Hippocrate ni de ceux qu'on lui attribue, ne la désigne clairement. Il est vrai que dans Homère, l'épithète de *chien enragé* semble avoir été donnée à Hector par Teucer, et qu'on trouve dans les dialogues de Lucien un passage qui paraît avoir trait à quelques symptômes de cette maladie. Mais il faut se méfier des interprétations forcées de plusieurs auteurs anciens, de Kurt-Sprengel, entr'autres, qui a cru voir un exemple de rage dans la fable d'Actéon déchiré par ses chiens, après avoir été méthamorphosé en cerf.

Le philosophe Aristote ne doit guères nous inspirer plus de confiance, et il n'est nullement certain, malgré l'assertion de quelques écrivains, que Démocrite et Polybe connaissaient cette affection. Ménandre le poëte comique, fait allusion, il est vrai, à l'horreur de l'eau, dans une de ses comédies, mais cette allusion se rapportant uniquement à l'*hydrophobie*, est trop vague pour que nous puissons en tirer une déduction précise.

S'il n'est pas bien démontré que la rage était connue des anciens Grecs, il n'en est pas de même des Romains. Vers les dernières années de la République, Plutarque la considérait comme une maladie nouvelle qui n'avait commencé ses ravages que du temps d'Asclépiade. Sous le règne de l'Empereur Auguste, Marcus Artorius, Artémidore de Sida et l'Archiâtre Magnus en font mention. Cœlius Aurelianus, malgré ses assertions hasardées, est peut-être le premier qui ait composé un ouvrage sérieux sur cette matière. Son livre renferme une exposition complète des idées admises à cette époque. Celse, Dioscoride, Pline l'ancien et Soranus d'Ephèse nous ont aussi laissé quelques écrits. Un peu plus tard, Paul d'Egine, Arétée de Cappadoce et Ruffus nous apprennent que la rage était connue de leur temps. Aëtius surtout qui vivait au 5e siècle de notre ère, et qui est peut-être le premier auteur chrétien qui ait écrit sur la médecine, en fait une description assez claire, ainsi que deux médecins arabes : Rhazés et Sérapion qui lui étaient à peu-près contemporains.

Mais l'Europe et l'Asie ayant été plongés dans une ignorance complète, par suite de l'invasion des Barbares, c'est seulement vers le 15me siècle, que nous trouvons un grand nombre de travaux sur la médecine en général, et sur la rage en particulier.

Après avoir consulté consciencieusement la plupart des auteurs anciens, nous pouvons déjà, à propos de l'historique de cette maladie, dont nous n'avons fait qu'un exposé très succint, tirer les trois conclusions suivantes :

1° Si la rage n'était pas tout-à-fait inconnue de toute antiquité, elle était, du moins, excessivement rare.

2° Depuis le moyen âge jusqu'à nos jours, elle a fait des progrès successifs, surtout dans certaines contrées, et spécialement en Europe.

3° Elle est devenue de plus en plus fréquente, en raison directe des progrès de la civilisation, et nous en donnerons bientôt la raison.

Il est vrai que la plupart de ces écrits sont encombrés d'erreurs sans nombre sur la nature de cette affection, et il serait fastidieux de les énumérer. On lit dans Aurélianus, que l'estomac, le diaphragme, le cœur, les mâchoires même, ont été considérés tour à tour comme étant le siége de la maladie, suivant que les divers auteurs tenaient compte d'un seul symptôme, à l'exclusion de tous les autres, par exemple des vomissements, des sanglots, de de l'oppression, du strictum, etc. Pour ce qui concerne le traitement, la plupart renferment un amas confus de recettes, de remèdes empiriques, d'arcanes et de prétendues panacées dont on a fait justice depuis longtemps.

Cependant il faut rendre aux anciens ce qui leur est dû, car ils nous ont laissé des œuvres très-intéressantes, et qui ne le cèdent en rien à celles d'aujourd'hui. Les médecins antérieurs au renouvellement des lettres en Europe, considéraient la rage, comme une affection incurable lorsqu'elle est déclarée, et ne cherchaient qu'à en prévenir le développement. Celse appliquait déjà des ventouses sur la morsure, et la cautérisait ensuite. Il voulait, en outre, que la blessure restât ouverte, pour que les parties virulentes pussent s'en écouler avec le sang. La plupart attribuaient la cause de la maladie à un virus ou venin déposé dans les plaies, où il restait pendant un certain temps avant de faire explosion, virus qu'ils attaquaient par le fer, le feu et les ventouses, afin de l'empêcher d'être absorbé à l'intérieur. Ils entretenaient pendant longtemps la suppuration de la plaie, afin d'attirer au dehors la portion *vénéneuse* qui avait pénétré dans l'économie. Enfin, comme moyens secondaires, ils purgeaient et provoquaient des sueurs abondantes pour favoriser le traitement local. Celse qui nous explique ces moyens très clairement, avait recours lorqu'ils échouaient, à la saignée générale, aux bains, etc., etc.

Avouons donc avec Villermé et Trolliet, auteurs d'une monographie complète sur la maladie qui nous occupe, qu'il y a bien près de ces idées à celles d'aujourd'hui. Nous disons plus, c'est qu'il est regrettable qu'un grand nombre de médecins modernes se soient écartés de la voie sage et rationnelle tracée par les anciens. En 1802, Bosquillon nie l'existence du virus et cherche à démontrer que les symptômes de la rage sont toujours produits par la frayeur. Peu de temps après, Girard fait tous ses efforts pour prouver que cette maladie est un tétanos, et que par conséquent le virus rabique n'est qu'une chimère.

Ce fut alors que les médecins surmontant l'horreur que leur inspirait la crainte de contracter cette affection, se livrèrent avec ardeur à des recherches nécroscopiques qui, au lieu de les éclairer sur la cause, le siége et la nature de la maladie, n'ont fait que répandre plus d'obscurité sur la question. En effet, les uns, partisans outrés de la doctrine des inflammations, ayant trouvé les membranes du cerveau et du cervelet, ainsi que les plexus choroïdes des ventricules latéraux injectés, gorgés de sang et parsemés de diverses colorations rouges, brunâtres ou écarlates, n'ont pas manqué d'attribuer ces altérations à l'existence d'une phlegmasie manifeste. D'autres, plus réservés, considèrent tout simplement cette hypérémie comme le résultat de l'asphyxie qui termine presque toujours la vie des enragés, asphyxie qui a beaucoup d'analogie avec la congestion que l'on retrouve chez les épileptiques, et chez tous ceux, enfin, qui succombent à la suite de violentes convulsions.

Hare Tomson, Mathey de Genève, Hufeland et Robert Reid, admettent que la rage a son siége essentiel dans la moëlle épinière, parcequ'ils y ont rencontré, non seulement des altérations à peu-près analogues, mais encore un ramollissement de la substance grise, et un épanchement de sérosité dans la canal rachidien. Mais ceux qui ont fait un certain nombre d'autopsies, savent à quoi s'en tenir sur ces ramollissements qui sont plus souvent cadavériques que pathologiques.

Ce sont surtout les altérations que présentent les organes respiratoires, qui ont attiré l'attention des observateurs. Ainsi, la rougeur de la membrane muqueuse du larynx, de la trachée et des bronches, a été considérée comme l'effet d'un travail inflammatoire, tandis que la cause doit en être attribuée au contact des liquides sanguinolents qui affluent dans ces organes. Cette rougeur ne prouve nullement l'existence d'une phlegmasie. Il en est de même de la congestion du poumon qui crépite dans toutes ses parties, ne perd pas sa consistance naturelle, et se trouve seulement engoué par un sang noir, ce qui n'indique qu'une hypérémie non inflammatoire.

L'emphysème pulmonaire que l'on a constaté plusieurs fois, s'explique très bien par la rupture de quelques cellules bronchiques, pendant les efforts violents que font les malades pour respirér. Quant à la matière écumeuse qui remplit les canaux du tube respiratoire, elle est formée par le mucus altéré des bronches, vivement agité et converti en écume par l'air qui entre et sort des poumons pendant les efforts d'une respiration convulsive. Ce mucus est sanguinolent, visqueux, écumeux, quelquefois rosé, quelquefois incolore, et s'étend rarement jusqu'à la trachée et au Larynx.

Quelques médecins ayant rencontré des gaz et de l'air dans le cœur dont la membrane interne était teinte en rouge, ont rapporté cette coloration à l'inflammation, tandis qu'elle est simplement le résultat de l'imbibition cadavérique. Boissier de Sauvages a voulu placer la cause de la rage dans l'hyperthrophie des glandes sébacées du pharynx. D'autres ayant trouvé l'œsophage coloré en rouge et ecchymosé, altérations qui dépendent évidemment des accidents spasmodiques qui ont existé pendant la vie, ont cru que les organes de la déglutition, et même l'estomac ainsi que les intestins étaient enflammés. Quelques uns, Rossi entr'autres, prétendent avoir observé le ramollissement de tout le système nerveux et principalement des nerfs trijumaux. Tous enfin, ont constaté la putréfaction excessivement prompte des cadavres, ainsi que l'horrible fétidité qu'ils exhalent, phénomène qui s'explique par l'abondance et la fluidité du sang qui abreuve les capillaires et les parenchymes. On voit par ce simple exposé, que presque tous les organes étant affectés à différents degrés, on a voulu faire de la rage tantôt une bronchite, une angine, une méningite, tantôt un emphysème pulmonaire, une asphyxie, etc., etc.

Aussi, par suite de toutes ces opinions contradictoires, lui a-t-on assigné les places les plus diverses dans les cadres nosologiques. Sauvages la range dans la classe des vésanies, Linné dans celle des maladies mentales, ordre des affections pathétiques, Vogel la considère comme une fièvre continue simple, Cullen la place dans la classe des névroses, ordre des spasmes sans fièvre, et Darwin dans celle des maladies de la volition, avec augmentation de l'action musculaire. Selle la range parmi les maladies vénéneuses produites par un venin externe, et Pinel parmi les névroses des centres nerveux. Chaussier la regarde comme une fièvre nerveuse affectant le principe vital, et particulièrement la salive ; Bader, Marcet et Andry, comme une maladie convulsive, tandis que Boërhaave et beaucoup d'autres affirment qu'elle est de nature inflammatoire. Rush la comprend parmi les fièvres malignes compliquées de Squinancie laryngée, et Delpech enfin, parmi les corps étrangers introduits du dehors.

L'étude anatomo-pathologique ne nous a donc rien appris, puisque les nosographes les plus célèbres ont classé la rage parmi les maladies les plus différentes. Il devait en être ainsi, parce qu'il était absurde de vouloir localiser cette affection. En effet, cette fluidité du sang se retrouve chez tous ceux qui succombent aux maladies caractérisées par une altération générale des humeurs. Dans tous ces cas, les fonctions de la respiration et de la circulation sont profondément troublées. L'hématose ne s'effectue qu'incomplètement, d'où il en résulte que le sang ne subissant plus l'élaboration qui le rend apte à fournir aux organes les matériaux nécessaires à la nutrition, devient plus fluide, et s'accumule dans les poumons, dans le cœur, ainsi que dans le système veineux. Cette stase du sang explique très bien les hypérémies, les congestions, les ecchymoses et les colorations diverses qui en résultent, et que l'on rencontre quelquefois dans la plupart des viscères, ainsi que dans le système vasculaire.

Nous disons : quelquefois, car toutes ces altérations sont loin d'être constantes. Un grand nombre d'observateurs, entr'autres Levrat, Le Roux, Van-Swiéten, etc., affirment que les organes sont toujours dans leur état naturel, et qu'ils n'ont rien trouvé d'anormal chez les infortunés dont il ont fait l'examen nécropsique. Morgagni lui-même dont personne ne peut nier la sagacité et la supériorité de jugement, prétend que les lésions organiques que l'on a constatées sur les cadavres, et auxquelles on a cru devoir attribuer la mort, ne peuvent en être considérées comme la cause ; sage réflexion qui lui avait été suggérée par ses propres recherches et par celles qui avaient déjà été publiées avant lui.

La variété extrême et le siége si multiple des désordres qui manquent dans la plupart des cas, ou ne se montrent que comme complications accidentelles, sont donc véritablement insuffisans pour rendre compte de la mort. Ils prouvent, d'autant mieux, combien on a eu tort de vouloir localiser la rage, qu'on n'a jamais pu constater une lésion matérielle appréciable et constante.

Patitur totum corpus, tout le corps souffre, a dit très judicieusement un auteur ancien. Ainsi donc, ni les hypérémies des membranes du cerveau, du cervelet et de la moëlle, ni la congestion du système veineux, ni l'emphysème pulmonaire, ni la production de gaz dans les organes de la circulation, ni l'engouement des poumons enfin, ne sont la cause, mais les effets de la maladie.

La rage s'exprime par un ensemble de phénomènes qui résultent d'un trouble profond de l'innervation : spasme de pharynx, horreur de l'eau, exaltation excessive de tous les sens et même de l'intelligence, mouvements convulsifs des muscles, etc. Tous ces symptômes qui attestent une perversion des fonctions de la sensibilité, indiquent l'existence d'une névrose qui réellement est le point de départ de tous les accidents. Mais là s'arrête l'analogie, car l'asphyxie termine toujours la scène, et d'ailleurs la spécificité de la cause s'oppose complètement à ce qu'il soit permis de ranger cette maladie au nombre des affections nerveuses.

Il faut donc considérer la rage comme un *empoisonnement de nature spéciale*, produit par l'introduction d'un virus *sui generis*, qui subit une certaine période d'incubation avant d'éclater et de faire sentir ses terribles effets. Rendons lui donc la place qui doit lui être réservée parmi les maladies générales virulentes, en dépit de l'opinion d'un certain nombre de médecins qui s'obstinent encore aujourd'hui à nier l'existence du virus rabique. Qu'ils restent plongés dans les ténèbres, puisqu'ils veulent absolument fermer les yeux à la lumière, mais cela ne nous empêchera pas de marcher dans la bonne voie, tout en gémissant sur leur erreur, comme nous avons gémi sur le sort de ces malheureux confrères qui ne voulant pas admettre l'existence du virus syphilitique, ont poussé l'extravagante singularité jusqu'à s'inoculer ce principe virulent. Il est vrai qu'ils ont payé bien cher leur crédulité.

Il serait certainement préférable pour l'humanité, que le virus rabique n'existât pas, mais malheureusement des faits trop nombreux et trop bien avérés nous empêchent de révoquer en doute son existence. Parmi des milliers d'exemples de chiens et de personnes qui sont devenues enragés, par suite de morsures d'animaux frappés de la maladie, nous nous bornerons à en citer quelques-uns.

Au mois de septembre 1772, deux personnes ainsi qu'un grand nombre de vaches et de juments furent mordues par un loup, et toutes moururent de la rage. (*Mémoires de la société royale de médecine*).

De dix personnes mordues par un loup, neuf périrent victimes de la même maladie. (*Mém. de la soc. roy. de méd.*)

Au mois de juillet 1781, trois personnes blessées par un loup, périrent par suite des mêmes accidents. (*Le Roux*).

De 24 personnes mordues par un animal de la même espèce, 18 succombèrent aux symptômes de la rage (*Andry*).

15 personnes furent assaillies par un chien enragé, au mois de janvier 1780. Cinq reçurent des blessures au travers de leur vêtements, et n'éprouvèrent aucun accident. Des dix autres qui avaient été mordues à nu, cinq périrent de la rage, dans l'espace d'un mois à un mois et demi après l'évènement. (*Histoire de la Médecine*).

23 personnes furent blessées par une louve.

Dix étaient garanties par leurs effets qui ont sans doute intercepté la bave, puisqu'aucune d'elles n'a éprouvé la moindre indisposition, tandis que les 13 autres qui avaient été mordues immédiatement sur la peau, furent atteintes de rage, peu de temps après. Plusieurs vaches qui furent assaillies par le même animal, éprouvèrent le même sort. *(Obs. clin. sur la rage).*

Nous pourrions facilement grossir le nombre de ces citations, mais nous les croyons suffisantes. Quelle serait donc la cause de la mort de tant de personnes, s'il n'existait pas de virus? pourquoi auraient-elles, toutes, éprouvé absolument les mêmes symptômes : dysphagie pharyngienne, envies de mordre, hydrophobie, etc.? pourquoi celles qui ont été mordues sur des parties dépouillées, par exemple au visage et aux mains, ont-elles péri plutôt que celles qui avaient reçu des blessures au travers de leurs vêtemens? n'est-il pas évident que, dans ce dernier cas, le virus a été essuyé en traversant les habits, et que par conséquent aucune parcelle virulente n'a été déposée dans les plaies? n'est-il pas aisé de comprendre que les morsures faites par les loups sont plus dangereuses, uniquement parce que ces animaux s'attaquent presque toujours soit à la face, soit aux mains de celui qui se met en défense ? refusera-t-on d'admettre que plus un animal est furieux, plus il fait de blessures, et que leur dégré de gravité doit être en rapport avec le nombre, l'étendue et la profondeur des plaies ? pourquoi supposer que l'état de fureur dans le quel se trouve l'animal, puisse donner une activité plus grande à son virus ? n'est-il pas facile de concevoir, enfin, que si plusieurs personnes sont mordues, coup sur coup, par le même animal, les dernières auront moins à craindre que les premières, puisqu'il possédera une moindre quantité de bave, dans un moment donné ?

Un autre ordre de faits vient encore prouver l'existence du virus, c'est l'inoculation qui peut s'effectuer au moyen de la bave des animaux atteints de l'affection rabienne. Cependant nous sommes loin d'ajouter foi à toutes les histoires qui sont relatées dans les ouvrages. Ainsi, Sauvages rapporte que cette bave déposée sur un couteau de chasse rouillé et abandonné depuis plusieurs années, avait communiqué la maladie. Portal raconte l'histoire d'un tailleur qui devint enragé pour avoir porté à sa bouche les lambeaux d'un habit qui avait été déchiré par un chien enragé. Aurelianus cite un fait analogue concernant une couturière qui s'était servie de ses dents pour découdre le manteau d'un homme mort de cette affection. Enaux et Chaussier prétendent qu'il y a du danger à se moucher avec des linges souillés de la bave des animaux frappés de rage.

Pour croire à tous ces contes, il faudrait admettre que le virus rabique jouit d'une activité d'action et d'une sorte d'inaltérabilité qui lui semblent tout à fait étrangères, mais il n'est plus permis de nier les résultats des nombreuses expériences faites sur des animaux sains, auxquels on a inoculé, par des incisions, la bave de chiens enragés. Ces inoculations ont été pratiquées par Clifton, John Hunter, Zinke, Magendie, Breschet, etc., et ont réussi très souvent. Cela ne doit pas étonner, car une plaie quelconque, qu'elle soit faite avec les dents, ou à l'aide d'un bistouri, ou bien, en d'autres termes, qu'elle soit produite par une morsure ou une incision, se trouve absolument dans les mêmes conditions pour pouvoir absorber un principe virulent.

Laissons donc Girard et Perceval croire

que la rage n'est qu'un tétanos, c'est-à-dire une névrose déterminée par la blessure d'un nerf. S'il en était ainsi, les chiens qui se battent si fréquemment, et se font parfois des blessures sérieuses, ne succomberaient-ils pas plus souvent aux suites de cette maladie ? Pourquoi ceux qui sont mordus par un animal enragé, la contractent-ils le plus souvent? Pourquoi enfin, parmi des milliers de blessés tombés sur un champ de bataille, un nombre excessivement minime est-il atteint quelquefois de tétanos, mais jamais de rage?

Abandonnons aussi à leur erreur, ceux qu admettent que l'imagination, la crainte, la frayeur, la colère, bref, toutes les émotions morales vives peuvent produire une maladie aussi épouvantable. Mais gardons-nous bien d'ajouter la moindre confiance aux prétendus faits rapportés par certains auteurs. Citons en quelques-uns, ne serait-ce que pour en faire ressortir l'invraisemblance.

On lit dans le dictionnaire de médecine, qu'un marchand de Montpellier devint enragé, au bout de dix ans, à son retour d'un long voyage, en apprenant que son frère mordu en même temps que lui, avait succombé victime de la rage, peu de temps après l'évènement.

Mead raconte qu'un jeune homme qui avait été mordu par un chien, le jour de ses noces, bien qu'ayant passé la journée fort gaiement, entra en fureur pendant la nuit, et ouvrit le ventre de sa femme.

Remarquons que dans ces deux circonstances, d'un côté la période d'incubation n'aurait pas excédé un jour, tandis que de l'autre, elle se serait prolongée pendant dix ans, ce qui est en opposition directe avec tous les faits observés jusqu'à présent.

Pouteau prétend qu'un homme qui avait été mordu par un de ses amis sous l'impression d'une violente colère, devint enragé.

Malpighie affirme que sa mère mourut des symptômes de la rage, après avoir été mordue par sa fille en proie à une attaque d'épilepsie.

Manget rapporte qu'un prêtre succomba de la même manière, bien que la personne qu'il visitait ne fût atteinte que d'un simple accès de fièvre.

On lit encore dans les éphémérides, qu'un homme périt de la même maladie, en 24 heures, parce qu'il s'était mordu les doigts, la veille, étant dans un accès de colère.

Il suffit, pour combattre cette singulière manière d'interpréter les faits, de demander pourquoi de très jeunes enfants que leur âge protége contre les désordres de l'imagination, ont péri pour avoir été mordus par des chiens enragés, et on en connaît un assez grand nombre d'exemples bien avérés. Tardieu, dans son remarquable rapport au comité consultatif d'hygiène publique, en cite sept cas bien authentiques, constatés en France, dans les années 1851 et 1852. Comment expliquer que les animaux qui sont également garantis de ces influences, succombent en grand nombre, chaque année, par suite de morsures de chiens ou de loups atteints de rage ? Cette opinion que nous avons déjà suffisamment refutée en traitant de l'*hydrophobie*, n'a donc aucune valeur, et ne mérite même pas l'honneur que nous lui faisons de la discuter. Ne nous y arrêtons pas plus longtemps, dans la crainte de perdre notre ton de gravité.

Le virus arrive donc dans l'économie par une solution de continuité, et disons-le tout de suite, c'est aussi sa seule voie d'intromission.

Il peut être impunément déposé sur la peau recouverte de son épiderme intact, qui lui constituera une enveloppe impénétrable à l'action virulente.

On a vu, en effet, assez souvent, des personnes donner les premiers soins à ceux qui venaient d'être mordus par un chien enragé, toucher leur peau et leurs vêtemens encore humides de la salive de l'animal, sans contracter la maladie. D'ailleurs, la cautérisation immédiate de la plaie, qui, comme nous le verrons plus tard, est la seule ressource que nous possédions, dans l'état actuel de la science, pour conjurer les accidents, ne pourrait donc jamais être couronnée de succès, car il est rare que la bave inoculée dans la blessure, ne s'écoule pas, en plus ou moins grande quantité, sur les parties voisines.

Il en est de même des membranes muqueuses Malgré l'assertion de quelques auteurs, nous admettons l'innocuité de ce contact. Dans certains pays on rencontre des hommes qui, semblables aux anciens Psylles d'Afrique, appliquent hardiment et impunément leur bouche sur la morsure, pour en sucer le principe léthifère. La peau et les membranes muqueuses ne peuvent donc pas absorber le virus rabique, à moins qu'elles ne soient ulcérées ou simplement excoriées, ce qui équivaudrait alors à une solution de continuité. Cette dernière remarque nous montre combien il est imprudent de se laisser lécher par un animal, lorsque l'on est atteint d'une blessure ou d'une égratignure, quelque légère qu'elle soit.

Il reste encore à résoudre plusieurs questions qui ne laissent pas que d'avoir leur importance, et sur lesquelles les auteurs ont émis les opinions les plus diverses. Il s'agit de savoir si le virus rabique réside uniquement dans la bave, ou bien s'il répand son influence délétère dans la chair, le sang, le lait et la liqueur séminale ; si enfin, la sueur et l'haleine des personnes enragées peuvent communiquer la maladie.

La plupart des anciens croyaient que ce virus existait dans les parties solides, aussi bien que dans les humeurs, et leur croyance a été partagée, dans le siècle dernier, par Sauvages, Boërhaave, Hoffmann et Van Swiéten. Mais cette manière de voir ayant été combattue par Le Roux, Bouteille, Nugent, Pouteau, Baudot, Enaux et Chaussier, presque tous les médecins admettent aujourd'hui que la bave est le seul véhicule qui recèle le virus rabique.

En effet, on peut manger la chair des animaux qui ont succombé à la rage, sans le moindre danger de contracter la maladie, et il suffit, d'ailleurs, de faire appel au simple bon sens pour comprendre que l'action du virus, en supposant même qu'il existât dans le système musculaire, doit être complètement détruite par l'effet de la cuisson. Du reste, des expériences sont venues corroborer cette opinion. Andry rapporte qu'un bœuf mort enragé, fut vendu à Medole, ville du duché de Mantoue, et qu'aucun des habitants n'en éprouva la moindre indisposition. On sait de bonne source que des nègres d'Amérique se sont nourris de la chair de cochons victimes de la maladie, sans qu'aucun d'eux n'en ait été incommodé. Lecamus, docteur-régent de la faculté de médecine de Paris, animé du double désir d'éclairer la science, a mangé lui-même, plusieurs fois et impunément de la chair d'animaux morts de rage.

De toutes les parties de l'économie, c'est au sang surtout qu'on a attribué la propriété d'être infecté par le virus, et cependant pas un seul fait n'est venu confirmer cette supposition. Breschet, Magendie et Dupuytren ont frotté, en vain, des plaies avec le sang de chiens enragés. Ils ont été jusqu'à injecter plusieurs fois, dans les veines d'animaux sains, le sang de ces mêmes chiens, et leurs expériences ont toujours fourni un résultat négatif.

Les ouvertures cadavériques viennent encore nous prouver la véracité de notre assertion. Que de blessures aux doigts, que de piqûres de scalpel ont été reçues, dans les nombreuses autopsies pratiquées à la gloire de la médecine, sans qu'aucune d'elles n'ait été suivie d'accidents fâcheux, comme l'ont constaté Duperrin, Thierset et Develey ! C'est au point que les élèves de l'école vétérinaire d'Alfort ne prennent plus, depuis longtemps, aucune précaution lorsqu'ils se piquent en disséquant le cadavre des animaux morts de rage, sachant très-bien que pas un seul exemple n'est venu apprendre que cette maladie peut être communiquée de cette manière. Plusieurs médecins, il est vrai, frappés de la crainte de s'être inoculé le mal, ont éprouvé des symptôme rabiformes. Quelques uns même ont été jusqu'à menacer de mordre les personnes qui les approchaient, ce qui montre jusqu'où peuvent conduire les aberrations d'une imagination malade; mais aucun d'eux n'a succombé, preuve évidente, comme nous l'avons déjà expliqué au commencement de cet ouvrage, qu'ils n'étaient atteints que d'*hydrophobie* symptomatique d'une extrême frayeur.

Malgré l'assertion de Balthazar Timœus, nous sommes persuadés que le lait ne contient également aucun vestige de virus. En effet, les docteurs Baumgarten et Valentin ont fait des expériences qui militent en faveur de cette opinion. Elles ont été confirmées par Baudot, qui a constaté un assez grand nombre de fois, que ni le lait ni le beurre de vaches enragées dont la maladie était méconnue, et qui avaient servi de nourriture à des familles entières, jusqu'au jour de la mort de ces animaux, n'avaient produit d'accidents

Nous accordons la même innocuité à la liqueur spermatique, qui ne renferme aucun germe de virus, bien qu'on ait généralement cru autrefois à la possibilité de transmission de la rage, par la cohabitation conjugale. Quelques faits qui n'ont aucune vraisemblance, prouvent que certains auteurs s'en sont laissés imposer par des récits mensongers, ou bien qu'ils ont été abusés par une interprétation illogique. On ne peut ajouter foi à l'observation rapportée par Chabert, ancien directeur de l'école vétérinaire de Paris, qui assure qu'une femme de la Guillotière mourut enragée, pour avoir cohabité avec son mari, le soir même du jour où une morsure lui avait été faite par un chien affecté de cette maladie. Comme elle a sa période d'incubation avant d'éclater, le mari n'a pu transmettre un mal qu'il n'avait pas encore.

Nous en dirons tout autant de l'histoire racontée par Hoffmann, concernant un paysan qui, ayant habité avec sa femme, peu de temps après avoir été mordu par un loup enragé, lui communiqua la même affection. Ce qui empêche de croire à ce conte, c'est que le paysan périt, et que sa femme fut guérie, preuve certaine qu'elle n'avait été frappée que d'une *hydrophobie* causée par la terreur.

D'autres faits opposés nous inspirent beaucoup plus de confiance : une fille habita impunément avec un soldat, pendant un mois, depuis le moment où il fut blessé par un chien enragé, jusqu'au jour où la rage se manifesta. (*Baudot.*)

La plupart des paysans mordus à Trigance, par un loup enragé, vécurent maritalement avec leurs femmes, jusqu'au jour où la maladie se déclara, sans aucune suite fâcheuse pour leurs épouses. (*Mém. de la Soc. Roy. de Méd.*)

Une femme qui avait cohabité deux fois avec un homme dont la rage se déclara six heures après, en fut quitte pour les plus vives frayeurs. (*Bouteille*). Boissière et Rivallier font mention de faits analogues. Ce dernier prétend qu'un enragé *priapismo ardentem cum uxore concubisse liberosque ministrantes momordisse, verùm innoxiè omnia.*

On a été jusqu'à supposer que la sueur, et même l'haleine des personnes enragées, pouvaient communiquer la maladie. Que de médecins ont touché ces malheureux dont la peau était mouillée d'une sueur abondante, afin de leur tâter le pouls, de les saigner et de les explorer! Que d'infirmiers se sont exposés au même danger, sans même prendre la peine de s'essuyer les mains! ! Et pas un exemple de rage contractée dans ces conditions ne peut être cité.

Nous pouvons en dire tout autant de l'haleine. Une foule de personnes ont été exposées à la respirer, et jamais il n'en est rien résulté de fâcheux. Arétée de Cappadoce a avancé le premier, que la maladie pouvait se communiquer de cette manière, idée bien malheureuse, puisqu'elle a contribué à faire adopter l'horrible coutume d'étouffer les malades entre deux matelas, ou bien de les laisser pourrir dans un cachot, après les avoir chargés de chaînes, coutume barbare qui existait encore il n'y a pas bien longtemps en Bretagne et en Vendée.

Ne soyons donc plus si cruels, et laissons, du moins, aux pauvres enragés, la triste compensation de recevoir les soins affectueux des personnes qui leur sont chères; et bien que le médecin n'ignore pas que toutes les ressources de son art n'auront pas même la puissance de soulager les horribles tourmens de l'infortuné qui succombe devant ses yeux, qu'il n'oublie pas que le ministère sacré dont il est revêtu, lui fait un devoir de lui laisser, jusqu'au dernier moment, la consolation de sa présence.

Aucune des humeurs de l'économie ne peut donc transmettre le virus rabique. Aussi, ne perdrons-nous pas notre temps à combattre l'opinion de Rossi, qui assure que le système nerveux partage, avec la salive, la propriété de transmissibilité. Il s'appuie sur une expérienee unique qu'il a faite en inoculant à un animal sain, au moyen d'une incision, un morceau de nerf fumant retiré de la cuisse d'un chat frappé de rage. Cette expérience est en contradiction formelle avec toutes celles que l'on a tentées depuis, et d'ailleurs, l'opinion paradoxale du professeur de Turin, a déjà été assez victorieusement refutée par Hertwig, pour que nous nous dispensions de nous en occuper plus longtemps.

Nous n'ajoutons pas plus de confiance à l'histoire racontée par Fabrice de Hilden, qui assure qu'un jeune homme ayant été égratigné au gros orteil, par un chat enragé, périt par suite de cette blessure. Il est évident pour nous que ce jeune homme n'a pas succombé à l'affection rabienne, ou dans le cas contraire, que la bave de l'animal est tombée sur ses griffes, et a pu, de cette manière, être inoculée par la plaie.

Nous ne devons pas passer sous silence l'appréciation de Villermé et Trolliet qui, partant de l'idée erronée que le larynx, la trachée et les bronches sont enflammés, tendent à croire que la matière ou mucosité écumeuse que l'on rencontre dans ces organes, doit contenir le virus rabique. Ils s'appuient sur ce que les glandes salivaires ne sont l'objet d'aucun phénomène morbide pendant le cours de la maladie, et qu'à l'autopsie elles n'ont jamais offert la moindre trace d'altération. Cependant ils ne soutiennent cette opinion qu'avec réserve, et avant de l'admettre d'une manière définitive, ils engagent les médecins à faire des expériences pour confirmer ou renverser cette idée.

Pour avoir des preuves matérielles de la vérité, il suffirait de prendre de la salive dans les conduits excréteurs des glandes d'un chien ou d'un loup enragé, et de l'inoculer à un autre animal. Mais nous n'avons pas besoin d'attendre que l'on trouve l'occasion de faire de semblables expérimentations pour asseoir notre opinion, car l'hypothèse de ces deux médecins nous paraît tout-à-fait invraisemblable. Comment comprendre que le virus rabique soit contenu dans le mucus des bronches, et qu'il puisse résulter de l'inflammation de cet organe ? C'est la salive rendue par expuition et par sputation, qui provoque ce ptyalisme abondant que l'on remarque chez tous les enragés. C'est elle, par conséquent, qui forme la bave, et c'est avec elle qu'ont été faites les nombreuses expériences d'inoculation que nous avons mentionnées.

Cette bave qui s'écoule de la gueule des animaux, et qui est l'unique agent de transmission de la rage, n'est donc autre chose que la salive altérée par un virus dont nous ignorons la nature intime, il est vrai, mais dont nous connaissons parfaitement bien les funestes effets. Elle seule contracte la propriété de reproduire la maladie, tandis que les autres parties de l'économie sont dépourvues de qualités virulentes, et peuvent être inoculées sans danger.

Une simple comparaison rendra peut-être cette vérité plus sensible: bien que le sang contienne comme on le sait, les matériaux de toutes les sécrétions, et entr'autres de la bile, ce dernier produit n'existe, cependant, avec ses qualités propres, qu'après avoir été sécrété par le foie. Il en est de même du virus rabique, dont les éléments existent dans le système circulatoire, mais qui n'acquiert une propriété virulente qu'après sa séparation du sang par les glandes salivaires. Et si on vient à nous objecter que ces glandes restant intactes, ne peuvent pas renfermer un virus aussi actif que celui de la rage, nous répondrons que la vipère élabore bien dans une glande particulière qui reste saine, le venin qui donne la mort.

De même que l'hydrophobie, la rage a été l'objet de certaines divisions que nous rejetons absolument. Nous n'en distinguons que deux : la rage *spontanée*, ou celle qui nait spontanément chez certains animaux seulement, et la rage *communiquée*, c'est-à-dire celle qui, par suite de la morsure de ces derniers, peut être transmise à l'homme et aux autres animaux. Cette division est la plus simple et la plus précise.

Quels sont ceux qui peuvent être frappés de rage spontanée ? Il est bien établi par des faits nombreux et incontestables, que cette maladie ne peut naître spontanément, dans nos climats, que chez le chien et le loup, plus rarement chez le renard et le chat, et tous appartiennent aux genres *Canis* ou *Felis*.

Ces mêmes animaux peuvent-ils la communiquer à tous les autres? Nous répondons affirmativement pour ce qui concerne les mammifères et les oiseaux. Toutes les expériences que l'on a faites ont donné des résultats positifs; mais elles n'ont pas été étendues aux autres classes de vertébrés, ni aux êtres de l'échelle inférieure, ce qui, du reste, importe fort peu.

D'autres animaux peuvent-ils communiquer cette maladie ? Un homme peut-il la transmettre à un de ses semblables ? En un mot, quels sont les êtres atteints de cette affection, que nous devons redouter, et ceux dont nous n'avons jamais rien à craindre ? Ceux qui constituent les espèces *Canis* et *Felis*, sont, non seulement les seuls qui peuvent contracter la rage spontanée, comme nous venons de le voir, mais encore ils sont *seuls capables* de pouvoir la communiquer, soit aux autres animaux, soit à l'homme. Aussi, les précautions que l'on prend partout avec les personnes enragées, ne sont-elles pas justifiées, et ne devons-nous accorder aucune confiance à certains contes absurdes relatés par les auteurs anciens. Cœlius Aurelianus et Baccius rapportent l'histoire d'un jardinier mort enragé, par suite de la morsure d'un coq atteint de cette maladie. Le Cat cite un fait analogue survenu par la morsure d'un canard irrité de se voir enlever sa femelle. Nous craindrions de perdre notre sérieux si nous citions les cas de rage consignés dans quelques ouvrages, et produits par la morsure de salamandres ou d'araignées.

Ces prétendus faits ont, cependant, fixé l'attention, puisqu'on a cherché à prouver que les oiseaux ayant peu de salive, sont impropres en raison de ce fait, à la communiquer, en admettant même que leur bec ait assez de force pour entamer la peau. Mais ce qui a occupé bien plus sérieusement les esprits, c'est de savoir si l'homme et les herbivores sont susceptibles de pouvoir la transmettre. Un grand nombre d'expériences ont été tentées sur des chevaux, des bœufs, des ânes, des moutons, et elles ont présenté un résultat négatif. On n'a jamais pu la produire en inoculant la bave d'un herbivore à un autre animal, soit par morsure, soit à l'aide d'incisions. C'est Huzard qui le premier, a prouvé dans un mémoire lu à l'Institut, que ces animaux sont incapables de communiquer l'affection rabienne, et des expériences renouvelées plusieurs fois, à l'école vétérinaire d'Alfort, sont venues confirmer cette assertion. Plus tard, le professeur Dupuy et Jacques Gillman ont recueilli plusieurs observations qui ont corroboré les précédentes. Quelques médecins ont cherché à expliquer cette impossibilité de transmission, par la disposition particulière des mâchoires et la forme des dents de l'homme et des herbivores. Mais cet argument est irrationnel, car ils peuvent faire des morsures assez étendues et assez profondes, pour que la bave puisse y pénétrer, et par conséquent transmettre la maladie, si ce triste privilége leur était dévolu.

L'homme a été lui-même, plusieurs fois, le

sujet de ces expériences, mais toutes les tentatives faites en France par Giraud, chirurgien en second de l'Hôtel-Dieu de Paris, Girard de Lyon, Paroisse et Bezard, ont prouvé de la manière la plus convaincante, que la bave écumeuse sortant de la bouche de personnes atteintes de rage, et inoculée aux autres animaux, ne produisait aucun effet nuisible. Il serait donc temps de ne plus rapporter dans tous les livres, l'expérience faite en 1813, par Magendie et Breschet. Ayant pris de la salive d'un homme enragé, qui mourut quelques minutes après, ils la transportèrent, à l'aide d'un morceau de linge, à vingt pas du lit du malade, et l'inoculèrent à deux chiens bien portants, dont l'un fut frappé de la maladie, trente-huit jours après.

Nous sommes loin de révoquer en doute l'habileté bien connue de ces deux expérimentateurs célèbres, mais un fait unique, auquel on a fait du reste, à cette époque, des objections sérieuses qui sont consignées dans le journal général de médecine, ne peut renverser une foule d'autres faits opposés. Nous pensons donc avec Bérard et Denonvilliers, que celui des deux chiens qui est devenu enragé, a été affecté d'une rage spontanée qui a coïncidé avec l'inoculation faite par Breschet et Magendie.

Cette expérience unique tombe donc de son propre poids, car il appartenait à ces illustres professeurs de tenter de nouvelles inoculations pour confirmer une assertion si hasardée. Peut-être ont-ils fait de nouvelles tentatives, mais qui n'ont pas été suivies du même résultat, car ils se seraient empressés, sans aucun doute, de les publier, pour corroborer leur première opinion. Quarante-trois ans se sont écoulés, et il n'ont point repris la parole pour défendre cette opinion qui doit désormais rester ensevelie dans l'oubli. Il résulte de tout ce que nous venons d'exposer que la bave des hommes et des herbivores affectés de rage, ne transmet pas la maladie, et qu'il en est de même de la sueur, de l'haleine, de la liqueur séminale, du lait et du sang.

Exposé des divers modes de traitement employés jusqu'à ce jour

On les a divisés en deux catégories: 1° ceux qui comprennent les moyens destinés à combattre la maladie, lorsqu'elle est déjà déclarée, 2° ceux qui consistent à en prévenir le développement. On a donc reconnu un traitement *curatif*, et un traitement *préservatif*.

Le traitement dit *curatif* n'offre malheureusement au médecin qu'un triste sujet de méditations. Tous les moyens thérapeutiques ont été tentés dans le but sans cesse et inutilement poursuivi de guérir la rage. Depuis l'antiquité jusqu'à nos jours, on a vanté comme spécifiques, une quantité prodigieuse de remèdes, beuvrages, mixtures et recettes bizarres, qui ont été prônés par l'ignorance la plus grossière et la plus stupide superstition. On croyait toujours découvrir un antidote certain, mais l'expérience est venue en démontrer l'inefficacité. Il est regrettable que les populations de nos campagnes se soient toujours laissé abuser par une foule de contes absurdes, inventés par des empiriques qui ont profité des craintes si vives et si légitimes qu'inspire cette maladie, pour exploiter la crédulité publique.

On ne doit pas trop s'étonner pourtant, que le charlatanisme ait cherché à tirer profit de la frayeur et des préjugés du vulgaire, mais ce qui a lieu de surprendre, c'est que les gouvernements n'aient pas pris des mesures sévères pour s'opposer à certaines fourberies qui révoltent à la fois la raison et le sentiment réligieux. On lit dans la revue encyclopédique, que divers ordres religieux prétendaient avoir en leur possession des remèdes infaillibles contre la rage.

Avant la révolution, des moines publiaient que les reliques de St.-Hubert avaient la vertu de guérir cette maladie. Les malheureux s'y rendaient en affluence, surtout les habitants des départements du Nord, du Pas-de-Calais et de la Marne. Arrivés à l'église, un prêtre leur pratiquait une légère incision au front, pour y introduire un fragment de l'étole du Saint. On serrait ensuite la tête du malade, et pendant six semaines, il lui était ordonné de ne pas se laver, de ne pas changer de linge, de manger tous les jours dans la même assiette, de ne pas boire de vin blanc, d'éviter de se regarder dans une glace, etc. Le neuvième jour on lui enlevait son bandeau, pour le brûler solennellement dans le chœur de l'église, où on célébrait sa convalescence avec pompe. Enfin, le dixième jour expiré, on déclarait que la cure était terminée.

Il existe encore aujourd'hui des personnes qui croient que les reliques de Saint-Hubert peuvent, non seulement guérir, mais encore conjurer la rage, et même en préserver à tout jamais ceux qui consentent à se soumettre à ces jongleries. Du reste, personne n'ignore que d'autres moines appliquaient sur le corps des personnes mordues par un animal suspect, les clefs chauffées des églises de Saint-Roch, Saint-Pierre de Bruges, Saint-Bellini et Sainte-Guitterie. En Vendée, l'exorcisme était encore en honneur il y a quelques années.

Mais ce qu'il y a de plus déplorable, c'est que les populations saisies d'effroi à l'aspect d'une maladie si extraordinaire, si terrible par ses effets, et si sûrement mortelle lorsqu'elle est déclarée, ont cru qu'elle pouvait se communiquer même en respirant l'haleine des malades. Aussi on les abandonnait à eux-mêmes, ou bien on provoquait leur mort, en dépit des médecins et des autorités administratives, qui n'avaient pas toujours assez de courage ou de puissance pour lutter ouvertement contre des préjugés enracinés dans le vulgaire, et s'opposer à une telle barbarie. En 1816, les journaux ont retenti de la fin malheureuse d'un infortuné qu'on avait étouffé entre des matelas. Aussi est-il du devoir des médecins de répéter que cette maladie ne peut pas se transmettre d'un homme à un de ses semblables, et qu'il n'y a, par conséquent, aucun danger à soigner ceux qui en sont atteints.

Faire une longue et stérile énumération de tous les remèdes qui ont été employés contre la rage, offrirait fort peu d'intérêt, car ils sont tous tombés dans l'oubli. Il suffit de savoir que la matière médicale possède peu de médicamens qui n'aient pas été mis en usage. Ainsi, l'opium, la belladone, le musc, l'assa-fœtida, le camphre, le castoréum, la menthe, la sauge, l'absinthe, la valériane, l'ellebore et la thériaque ont été vantés tour a tour. On a eu recours ensuite à des médicamens plus actifs, tels que l'ammoniaque, les acides minéraux, et spécialement l'acide chlorhydrique. la sabine, les cantharides, la poudre d'écailles d'huitres, l'étain, le plomb, le mercure, le nitrate d'argent, l'acide prussique et l'arsenic. On n'a même pas négligé les émétiques, les sudorifiques, les diurétiques et les purgatifs drastiques. A peine est-il nécessaire de citer l'arcane d'Eschiron conseillé par Galien et Oribase, le bain de surprise proposé par Celse, les harengs salés employés par Van-Helmont, et le foie brulé de chien enragé, ainsi que les excrémens de divers animaux, préconisés par les anciens.

Nous allons nous borner à jeter un coup d'œil sur quelques autres médications inventées ou remises en honneur par les médecins modernes, et qui ont, du moins, un semblant de rationnalité.

Nous citerons en première ligne, la saignée poussée jusqu'à la défaillance, et qui, secondée par l'opium et plusieurs autres médicamens, a compté un assez grand nombre de partisans. Cette méthode curative était déjà connue des anciens. Elle est conseillée par Celse, Boërhaave, Mead et Andry. Plusieurs praticiens modernes, entr'autres Schoolfred, Nugent, Berton, Edmostron, et Goeden prétendent en avoir obtenu des succès, mais si on lit leurs observations avec attention, loin d'y rencontrer toute l'évidence désirable, touchant la nature de la maladie, on est porté à croire, au contraire, qu'ils n'ont eu affaire qu'à des *hydrophobies* symptomatiques de la frayeur, survenues, par suite de morsures d'animaux qui n'étaient point affectés de rage. D'alleurs, la même médication a échoué complètement entre les mains d'un grand nombre d'autres médecins distingués. Il est vrai que la saignée a souvent amené une amélioration surprenante et très prompte, bien faite pour inspirer de l'espoir, mais cette amélioration a toujours été de courte durée, et n'a pas empêché les malades de succomber aussi rapidement.

Il y a environ trente-cinq ans, une découverte à laquelle on a accordé beaucoup d'importance, est venue impressionner vivement les esprits. Elle ne tendait rien moins qu'à changer toutes nos idées sur la rage, et à nous donner le moyen certain de nous garantir de ses ravages. Cette découverte insérée dans le journal universel des sciences médicales, aurait été faite par un paysan de l'Ukraine, qui en aurait fait part au docteur russe Marochetti. Elle repose sur une théorie nouvelle et complète, qui consiste à admettre que le virus rabique, après avoir séjourné fort peu de temps dans la blessure, se porte tout entier, par une espèce de métastase, sous le frein de la langue, à l'orifice des canaux des glandes sous-maxillaires et sublinguales. Là il s'y accumule, du troisième au neuvième jour, renfermé dans de petites vésicules appelées *Lysses*. Si on ouvre ces vésicules, pour donner issue à la matière ichoreuse qui les remplit, et qu'on ait soin de les cautériser avec un bouton de feu, la marche du virus se trouve arrêtée et la maladie enrayée. Si au contraire, cette précaution n'a pas été prise, le virus est réabsorbé, gagne le cerveau, et la rage se déclare.

Comme moyen adjuvant, Marochetti conseille le suc de la plante *genista tinctoria* prise à l'intérieur. Il prétend qu'elle a la propriété de neutraliser le virus, ou du moins de le pousser à la surface de la muqueuse buccale, sous la forme des vésicules dont nous venons de parler. A l'appui de ces idées, il cite un grand nombre d'observations qui ont été communiquées à l'académie de médecine. Malheureusement les faits ne sont pas venus confirmer cette étrange théorie qui a eu un si grand retentissement. Bien des médecins, entr'autres Honoré, Girard, Bathélemy, Marc, Cloquet, etc., ont été à même de voir un assez grand nombre de personnes ou d'animaux enragés, et à l'exception de deux ou trois fois, ils n'ont pas même pu constater l'existence de ces *Lysses* observés par le docteur Marochetti. Aussi, est-il superflu d'ajouter que la cautérisation secondée de l'emploi du genista tinctoria, a toujours échoué. Il y a vraiment lieu de s'étonner que des hommes sérieux aient supposé que le virus rabique absorbé et introduit dans le torrent de la circulation, prenait une semblable route, et venait s'accumuler, ainsi, sous la langue

En 1814, Dupuytren a injecté, sans succès, de l'eau opiacée dans la veine saphène de personnes affectées de rage, à l'aide de la seringue d'Anel. Un grand calme est survenu, il est vrai, sous l'influence du narcostime, mais peu après, tous les symptômes ont repris une nouvelle intensité. Ces mêmes tentatives ont été renouvelées en 1823, par Magendie, et plus tard par Villette et Menière, qui ont injecté dans le veines, de l'eau pure ou émétisée, ou chargée de Musc et de camphre, mais toutes ces expériences n'ont fait que hâter le dénouement fatal.

L'analogie a conduit à penser que l'action du virus rabique pourrait peut-être se trouver neutralisée par l'inoculation d'un autre virus. A cet effet, plusieurs médecins : Ribières, Gilibert et Vilicel ont fait mordre des personnes enragées, par des vipères. Mais les symptômes propres à l'absorption du venin de la vipère et du virus rabique, se sont manifestés concurremment, ce qui a contribué à faire périr les malades plus vite.

Tous ces moyens ont donc échoué, même le galvanisme tenté par Rossi et Pravaz, et la calomel ainsi que le chloroforme qui ont été employés tout dernièrement. Il est vrai que les livres racontent quelques prétendues cures, mais comme nous l'avons déjà avancé, elles reposent toutes sur des observations d'*hydrophobie* simple ou escortée de symptômes rabiformes, et elles n'ont pas manqué de faire honneur au traitement, quel qu'il fût. Nous devons donc avouer qu'il n'existe aucun moyen capable de guérir la rage confirmée, et que les malheureux qui ont contracté cette affection, sont voués à une mort certaine. Cet aveu est triste et décourageant, mais c'est une vérité qu'il n'est pas inutile de faire connaître, en ce sens qu'elle engage à accorder plus d'attention aux moyens préservatifs qui seuls, offrent quelques chances de succès.

Traitement préservatif. — Lorsqu'on a été mordu par un chien enragé, la première indication qui se présente est de s'opposer, le plus promptement possible, à la pénétration du virus dans l'économie. Plusieurs moyens peuvent être employés, de concert, pour arriver à ce résultat.

1° Si on a affaire à un membre, placer immédiatement une ligature à un pouce environ au-dessus de la morsure, à l'aide d'un mouchoir, d'une cravate ou d'une bretelle, dans le but de retarder un peu l'absorption.

2° Faire sur la blessure de larges lotions avec l'eau froide qui est préférable à tous les autres liquides que l'on a conseillés.

3° Presser, en même temps, méthodiquement sur la plaie, afin d'en exprimer le plus de sang possible et d'entrainer ainsi toute la bave qui a pu y être déposée.

4° Afin de dégorger la blessure, et d'attirer plus sûrement au dehors toutes les parties virulentes, il sera bon de la débrider largement et de l'agrandir à l'aide d'incisions cruciales, surtout si elle est profonde.

5 On secondera ce dégorgement de la plaie, non par la succion que nous n'oserions conseiller, mais par l'application d'une ventouse ou d'un verre d'une dimension *ad hoc*, si la configuration des parties le permet.

Tous ces moyens sont très-simples et à la portée de tout le monde. Aussi, il serait à désirer que chacun les connût, afin de pouvoir agir de suite, sans perdre un temps précieux avant l'arrivée du médecin, car ils sont presque suffisans pour conjurer le développement de la maladie.

Enfin, dans le but de s'entourer de toutes les garanties désirables, on cautérisera la plaie avec un fer rougi à blanc, que l'on introduira le plus profondément possible, afin de détruire tous les tissus au sein desquels l'absorption pourrait s'effectuer. Mais il faut que le fer rouge soit manié par une main habile et hardie. Dans une circonstance aussi grave, on doit agir promptement et vigoureusement, car une timidité malentendue compromettrait la vie du blessé : *ferro inuratur ignito satis profunde. Mieux vaut brûler trop que trop peu,* car le moindre atôme de virus échappé à l'action cautérisante, suffirait pour développer le mal. On improvisera donc un *cautère actuel*, au moyen d'un morceau de fer quelconque, dont la forme sera en rapport avec la blessure, et pour ne pas perdre de temps, on tâchera d'en avoir plusieurs à sa disposition, afin de remplacer celui qu'on éteindra dans la plaie. S'il existait des lambeaux, on les retrancherait avec des ciseaux

Comme nous l'avons déjà dit, les anciens employaient le fer rouge. Mais Aurelianus et Oribase ayant cru à l'efficacité de certains remèdes internes, la cautérisation fut tellement oubliée, qu'Ambroise Paré, le premier chirurgien de son siècle, n'en fait même pas mention. Il employait, lui aussi, certains topiques qu'il recommandait comme des préservatifs assurés. Le traitement par la cautérisation a donc été réhabilité par les médecins modernes.

Quelques praticiens préfèrent les caustiques liquides au cautère actuel. On s'est servi alternativement de l'ammoniaque, du nitrate d'argent, des acides sulfurique, nitrique et chlorhydrique, de la lessive des savonniers, de l'oxide rouge de mercure, de l'huile bouillante, des cantharides, etc, moyens que souvent insuffisans. Mais la potasse caustique, le caustique de Vienne, et surtout le chlorure d'antimoine,(beurre d'antimoine),ont joui d'une grande faveur, ayant été préconisés par des hommes distingués, tels que le Roux, Sabatier, Portal, Dubois, Enaux et Chaussier. En Allemagne, on emploie, depuis plusieurs années, l'excision profonde et complète de toutes les parties lésées qui auraient pu subir le contact de la bave. On lave ensuite la plaie avec une solution de potasse caustique, et on y applique un tampon de charpie imbibé de cette solution.

Tous ces moyens remplissent le même but, mais ils sont loin d'être aussi sûrs que le fer rouge. Ensuite,il ne peuvent pas être appliqués aux blessures siégant sur certaines parties du corps, par exemple à la face, dans la bouche, les narines, etc. En outre, la cautérisation par le feu a l'immense avantage de porter son action instantanément, ce qu'il ne faut pas perdre de vue. Malheureusement, dans certains cas, les blessures sont si nombreuses, si profondes, si irrégulières, si étendues, compliquées d'une telle dilacération des parties, ou occupant des organes si importants, que la cautérisation ne peut plus recevoir son application, ou deviendrait infidèle. L'amputation du membre devient quelquefois indispensable. C'est alors à la sagacité du médecin à apprécier la conduite qu'il doit tenir, car il serait difficile de poser des règles qui pussent lui servir de guide.

L'intervalle qui sépare le moment de la morsure de celui où apparaissent les premiers symptômes, et pendant lequel la santé du blessé n'éprouve aucun dérangement, a reçu le nom de *période d'incubation*. Sa durée excède rarement 8 à 12 jours chez les animaux. Elle est généralement de 28 à 40 jours chez l'homme. On trouve dans les auteurs quelques prétendus faits qui tendraient à faire croire que la rage s'est quelquefois déclarée presque immédiatement après la morsure, tandis que dans d'autre circonstances, la période d'incubation aurait atteint 10, 20, et même 30 ans. Comme nous l'avons déjà dit, tous ces exemples n'appartiennent point à l'histoire de cette maladie mais se rapportent à des *hydrophobies* symptomatiques, et nous croyons l'avoir suffisamment démontré. Cette croyance trop accréditée de l'incubation presque indéfinie de la rage, a souvent livré aux angoisses les plus cruelles, des personnes qui avaient été mordues par des chiens bien portans. Aussi, dans l'intérêt de la sûreté publique, devons-nous dire que si elle a parfois excédé le terme de quarante jours, du moins, en consultant tous les ouvrages, on reconnaît que jamais on n'a pu constater un seul cas bien authentique, dont la période d'incubation aurait dépassé l'extrême limite d'une année.

Il parait bien avéré, d'après un grand nombre de faits, que certaines circonstances peuvent activer le développement de l'affection rabienne, et en hâter l'apparition, telles sont les excès de boissons spiritueuses, les veilles prolongées, les fatigues extrêmes, l'insolation, l'irritation de la blessure ou de la cicatrice, etc. Mais les impressions morales vives, et surtout la nouvelle qu'un individu mordu par le même animal est devenu enragé, ont paru susceptibles d'en déterminer l'invasion.

La rage n'a donc pas, de même que toutes les autres affections virulentes, une période d'incubation fixe. Cette circonstance est déjà assez singulière, mais ce qui est plus surprenant encore, c'est que le virus rabique puisse séjourner dans l'économie, sans causer aucun désordre appréciable, pendant un laps de temps considérable. Et cependant, il ne perd rien de son énergie et de son activité, puisqu'il doit se révéler infailliblement plus tard, par des effets formidables, dont la mort est toujours la suite.

Se basant sur la longue durée de l'incubation, et la lenteur présumée de l'absorption du virus, presque tous les médecins pensent que l'art peut exercer son influence salutaire pendant tout cet intervalle. Se berçant du faux espoir de pouvoir conjurer les accidens, tant que la maladie n'a pas éclaté, ils conseillent, quelque soit le temps écoulé depuis la morsure, de rouvrir la plaie, de la faire saigner, d'y appliquer des vésicatoires, etc., etc., dans le but d'entrainer le principe léthifère qu'ils supposent confiné dans la cicatrice. Quelque affligeant qu'il soit d'exprimer une vérité décourageante, nous ne devons pas cacher que nous sommes loin de partager cette manière de voir. Bien que nous ne puissions pas expliquer la cause de cette innocuité du virus, pendant la période d'incubation, nous pensons, en nous guidant d'après l'analogie, qu'à l'instar de toutes les substances de quelque nature qu'elles soient, le virus rabique doit subir une absorption rapide, et qu'une fois le principe morbifique passé dans le sang, toute marche rétrograde devient désormais impossible.

Pendant combien de temps, à partir du moment où la blessure a été faite, peut-on conserver l'espoir de préserver le malade? Nous l'ignorons. Aussi ne saurions-nous trop recommander d'agir avec la plus grande célérité possible dans l'application des moyens préservatifs. La plupart du temps ils ont échoué parcequ'on les a employés trop tard. Souvent aussi les succès que l'on cru obtenir étaient illusoires parceque l'animal n'était pas véritablement enragé.

Pour que la cautérisation devienne efficace, il faut donc qu'elle soit faite immédiatement, sans perdre un seul instant, et rarement cette condition a été remplie. Les nègres des colonies qui sont fréquemment exposés à la morsure d'animaux vénimeux, n'ont pas besoin de l'intervention du médecin, pour neutraliser le venin. Toujours munis d'un instrument tranchant et d'un petit flacon d'ammoniaque, ils se pratiquent, dès qu'ils sont blessés, une incision cruciale pour élargir la plaie, et y versent le caustique liquide. Rarement il arrive qu'ils ne réusissent pas à neutraliser les effets de la substance léthifère.

Cela est si vrai, qu'on rencontre quelquefois dans les colonies, des esclaves qui, pour se donner en spectacle, se font un jeu de s'exposer volontairement aux morsures de ces animaux. Nous tenons de source certaine, d'un témoin oculaire, qu'un nègre du Sénégal, qui servait avec nos troupes, poussait l'extravagante témérité jusqu'à se faire mordre par un serpent de la plus dangereuse espèce, au grand étonnement des assistants qui étaient saisis d'horreur à cette vue. Depuis des années, il avait mainte fois renouvelé impunément ces singulières expériences, mais un jour la subtilité du venin ayant échappé à l'action de l'alcali dont il faisait usage sur-le-champ, il succomba peu d'instants après.

On atteindrait certainement le même but, si à l'imitation de ces nègres, on agrandissait immédiatement la plaie avec un instrument tranchant quelconque, pour y introduire ensuite du beurre d'antimoine, dont l'action caustique est, comme on le sait, excessivement prompte. Mais comment persuader à nos campagnards qu'ils doivent se prémunir ainsi constamment ? Leur intelligence ne se refuserait pas, il est vrai, à comprendre l'efficacité de ces précautions, mais elles seraient certainement négligées par leur indifférence et l'insouciance d'un danger qui les menace assez rarement.

Causes admises par les Auteurs.

Examinons maintenant quelles sont les causes qui ont été considérées comme capables de produire la rage spontanée chez les animaux appartenant aux genres *canis* et *felis*. Nous nous bornerons à citer les principales qui sont : la colère, l'influence des climats et des saisons, la faim, la soif, l'usage d'aliments malsains et d'eaux corrompues.

Fréderic Hoffmann a prétendu que la cause de cette maladie devait être attribuée aux émotions morales vives auxquelles ces animaux sont exposés à chaque instant, dans les luttes qu'ils ont a soutenir entre eux, aux passions qui les agitent, et aux blessures qu'ils reçoivent, surtout pendant la saison du rut. Cette opinion a été partagée par plusieurs auteurs, mais elle est abandonnée aujourd'hui comme inadmissible. En effet, parmi les observations qui ont été recueillies par eux, on n'en trouve pas une seule assez probante pour justifier cette manière de voir. Tous les jours nous sommes témoins d'exemples qui prouvent le contraire. Ne voyons-nous pas souvent des chiens se battre, se mordre et se déchirer à belles dents, dans l'exaspération de la plus extrême fureur, sans qu'il en résulte aucune suite fâcheuse? Il n'y a pas longtemps encore, la police permettait des combats où ils jouaient le principal rôle. Ceux qui se livraient à ce genre d'industrie, se transportaient de ville en ville, et annonçaient ces luttes aux habitants, en les engageant à amener leurs chiens pour y livrer assaut. Le combat était donc, pour ainsi-dire, l'état normal des animaux qui faisaient partie de ces ménageries, et cependant rien n'est encore venu révéler que la rage se soit produite chez eux plus fréquemment que chez ceux qui vivaient dans l'état de tranquillité la plus parfaite.

Une forte surexcitation nerveuse ne saurait provoquer dans l'organisme, des modifications spéciales assez puissantes, pour donner naissance à un virus dont les effets sont si terribles. Cette hypothèse ne peut donc pas soutenir un examen sérieux. La colère est tout simplement un phénomène nerveux analogue à la frayeur qui, comme nous l'avons déjà expliqué, peut amener à sa suite certains inconvéniens, il est vrai, mais le simple bon sens s'oppose à admettre qu'une émotion morale passagère, quelque violente qu'elle soit, puisse déterminer l'invasion d'une maladie *virulente*.

L'influence des climats a été considérée comme pouvant produire la rage, par Boërhaave, Robert James et un grand nombre d'autres écrivains. Les uns ont prétendu que les grandes chaleurs en sont la cause unique, d'autres les froids excessifs, quelques uns enfin, les alternatives fréquentes de température. On a même été jusqu'à diviser la rage en *australe* et en *septentrionale*, mais les faits viennent détruire ces hypothèses, car cette maladie n'existe pas, ou ne se montre, du moins, que très rarement dans les pays très chauds. Savary nous a appris qu'elle est complètement inconnue aux Antilles, dans l'île de Chypre, et dans presque toute la Syrie. Barrow rapporte qu'on ne l'observe presque jamais aux environs du cap de Bonne-Espérance, ni dans la Cafrerie. John Hunter n'en a pas constaté un seul exemple à la Jamaïque, pendant quarante ans, et Van-Swiéten, Valentin ainsi que Portal assurent qu'elle est très rare dans la partie méridionale de l'Amérique

Moscley et un grand nombre de voyageurs s'accordent à affirmer qu'il en est de même dans toute l'Inde où les chiens sont cependant en très grande quantité. Le docteur Thomas qui a séjourné pendant longtemps dans ce pays, assure qu'il n'en a jamais entendu parler. Tous ceux qui sont allés en Egypte, déclarent qu'elle y est complètement inconnue. Prosper Alpin l'avait déjà écrit, il y a longtemps, et Brown avait aussi observé qu'elle n'y existe pas, ou du moins qu'elle s'y montre à peine. Plus tard Volney ainsi que le baron Larrey, comme on peut le voir en consultant les mémoires de médecine militaires, ont confirmé ces assertions Enfin, d'après l'avis unanime de tous les écrivains, on peut en dire tout autant de l'Algérie et de la Turquie.

On a prouvé également qu'elle ne se montre pas, ou du moins qu'elle est très rare dans les contrées froides, entr'autres à Tobolsk, Archangel, dans presque toute la Russie, et particulièrement dans les pays qui sont au Nord de Saint-Pétersbourg. De la Fontaine rapporte qu'elle est presque inconnue en Pologne, pays tellement infesté par les loups, qu'on est obligé de les chasser, chaque année, pour en diminuer le nombre. Enfin, d'après le récit de quelques voyageurs, il parait qu'on n'en a jamais observé un seul cas au delà des cercles polaires.

Cependant nous ne devons pas passer sous silence une circonstance qui mérite de fixer l'attention, et sur laquelle nous reviendrons. C'est que cette maladie s'étend aujourd'hui dans des pays qui se croyaient à l'abri de son influence. Les docteurs Daniel Johnson et Bonel de la Brageresse racontent qu'elle fait actuellement quelques ravages dans l'Inde. D'autres rapportent qu'elle est devenue assez fréquente en Amérique. Nous lisons dans le rapport de Tardieu, que le docteur Amstein en a vu lui-même plusieurs exemples à Alexandrie et aux environs. Enfin, une quinzaine de cas survenus sur différents points de l'Algérie, depuis une dizaine d'années, ont été constatés par des médecins militaires, et les observations en ont été insérées dans le dernier volume des mémoires de médecine, qui vient de paraître.

Ce que nous avons dit des climats peut se rapporter aux saisons. Salius Diversus a invoqué comme cause de la rage, les chaleurs excessives de l'été, Boissier de Sauvages et Le Roux, les froids rigoureux de l'hiver, saison pendant laquelle les loups endurent les souffrances de la faim. Et cependant il est parfaitement démontré par les recherches d'Andry et par l'ensemble de toutes les observations consignées dans les mémoires de la société royale de médecine, que, non seulement cette maladie se montre pendant toute l'année, mais encore qu'on en voit le moins d'exemples pendant les mois d'août et de janvier qui représentent les deux limites extrêmes de la température. C'est, au contraire, dans les mois de mars et d'avril que l'on rencontre le plus des loups enragés, et pendant ceux de mai et de septembre que l'on trouve un plus grand nombre de chiens atteints de ce fléau.

La soif et la faim prolongées, l'usage d'aliments

putréfiés et d'eaux corrompues, ont été regardés par la plupart des auteurs, comme présidant au développement de la rage, mais il est bien démontré aujourd'hui que toutes ces conditions n'ont aucune influence sur sa production. Si la soif en était la cause, c'est surtout lorsque la surface de la terre est desséchée, que les sources sont taries ou glacées, et que les animaux ne peuvent trouver à se désaltérer, qu'on l'observerait le plus fréquemment. Toutes ces conditions ne se trouvent-elles pas dans les iles d'Amérique où la rage ne règne pas, ou du moins parait à peine? n'en est-il pas de même dans les déserts brûlants de l'Afrique, où il faut quelquefois voyager pendant longtemps avant de pouvoir trouver une seule goutte d'eau? D'ailleurs ne venons-nous pas de voir que dans nos climats tempérés, les mois d'août et de janvier sont précisément les époques pendant lesquelles on rencontre le moins d'animaux enragés? Barrow, Alpin et le baron Larrey ne nous ont-ils pas appris qu'en Egypte où cette maladie est inconnue, les chiens sont souvent privés d'eau pendant la sécheresse, et qu'ils meurent même quelquefois de faim et de soif?

Pour s'assurer de la vérité, Bourgelat a fait des expériences sur six chiens qu'il a renfermés sans nourriture et sans eau, les laissant croupir dans la plus dégoûtante saleté. Ces animaux ont fini par mourir de faim et de soif, ou par s'entre-dévorer, mais aucun d'eux n'est devenu enragé. Dupuytren,

Magendie et Breschet ont renouvelé, à plusieurs reprises, ces mêmes expériences, sur une grande échelle, et n'ont pu parvenir à provoquer un seul cas de rage.

Toutes ces causes sont donc illusoires, mais n'est-il pas digne de remarque que cette maladie soit tout-à-fait inconnue, ou du moins ne se montre presque jamais dans certaines contrées, tandis qu'elle est très fréquente dans d'autres régions? Pourquoi affecte-t-elle une sorte de prédilection pour la portion froide des zônes tempérées, et devient-t-elle si rare dans la zône Torride? Pourquoi est-elle si commune en Europe, et spécialement dans les pays où la civilisation à fait de si immenses progrès? Pourquoi, enfin, envahit-elle aujourd'hui des localités qu'elle épargnait autrefois? Nous allons en exposer les raisons.

DEUXIÈME PARTIE.

Cause réelle de la rage chez les animaux.

Nous venons de démontrer que ni la colère, ni l'influence des climats et des saisons, ni les variations de température, ni la faim, ni la soif, ne peuvent produire l'affection rabienne, pas plus que la malpropreté, l'usage d'alimens malsains et d'eaux corrompues. Aucune de ces conditions ni la réunion de plusieurs d'entre elles n'est capable de la déterminer, puisqu'on a essayé mainte fois de la faire naître artificiellement en soumettant des animaux à leur action, et qu'on n'a obtenu que des résultats négatifs.

Où chercherons-nous donc la cause de la rage spontanée, chez les animaux des genres *Canis* et *Fe lis ?* Nous avançons hardiment qu'elle réside *uniquement* dans la privation de la fonction génératrice.

La reproduction est un des phénomènes les plus remarquables de la vie. Destinée à réparer les ravages continuels de la mort, elle semble plus importante aux yeux du créateur, que toutes les autres fonctions En effet, certains animaux du dernier degré de l'échelle, ne semblent vivre que pour se reproduire et mourir après. Dans l'ordre supérieur, ils ne deviennent parfaits qu'à l'âge où la mue de la voix, l'accroissement des poils et l'augmentation de la force musculaire, phénomènes qui coïncident avec le développement des testicules et l'apparition du fluide qu'ils sécrètent, leur permet de concourir à l'acte de la reproduction. Dès que ce noble emploi qui leur avait été confié ne peut plus être rempli, ils déclinent progressivement. La reproduction impose donc l'inexorable nécessité de la mort, car sans elle, l'univers serait bientôt surchargé d'êtres vivans.

Afin de maintenir ainsi l'equilibre entre la destruction et la reproduction, la prévoyante nature a dû envelopper les actes de cette grande et admirable fonction, de certains mystères que la raison et la science humaines ne pourront jamais pénétrer, et sur lesquels notre orgueilleuse prétention s'est épuisée en vaines conjectures. Ces secrets qu'elle s'est réservés, étaient sans doute nécessaires pour éterniser la conservation des races, et opposer une barrière infranchissable aux passions humaines. L'univers serait peut-être bientôt dépeuplé, si la propagation était sous la dépendance de la volonté de l'homme. Que deviendrait le monde, si seulement la faculté de procréer les sexes suivant notre caprice, nous était dévolue.

Les phénomènes de la reproduction sont excessivement variables chez les diverses classes d'animaux. Ainsi, la plupart des oiseaux et quelques quadrupèdes n'ont qu'une vertu prolifique proportionnelle à une seule femelle. Aussi ils vivent en état d'association ou de mariage, éprouvent l'un pour l'autre un attachement véritable, et ne se séparent pas, lors même que le besoin de la génération ne se fait plus sentir. Dans d'autres races, au contraire, le mâle jouit d'une faculté fécondante si développée, qu'il peut suffire à plusieurs femelles. C'est ce que l'on observe chez la plupart des herbivores, et surtout chez les gallinacés, dont le coq est un vrai sultan entouré des favorites de son sérail. Dans certaines contrées où notre civilisation n'a point encore pénétré, l'homme insatiable de jouissances, a eu l'idée d'imiter l'exemple de ces animaux, afin de rallumer des désirs qui tendaient à s'éteindre. Mais cette polygamie est tout aussi bien en désaccord avec nos idées morales et religieuses qu'avec les lois que la nature nous a tracées.

Il est vrai que la reproduction n'est pas une

fonction indispensable à la vie de l'individu, puisque les parties qui président à son accomplissement, peuvent être enlevées, sans que l'existence soit compromise. Mais lorsqu'un être jouit de l'intégrité de tous ses organes, un instinct irrésistible et indépendant de la volonté, lui fait éprouver le désir impérieux de la copulation. La somme de plaisir et de volupté qui y est annexée, le force, par cet attrait même, a obéir au vœu de la nature qui rend, ainsi, impossible la perte de l'espèce. Ce penchant vers le rapprochement sexuel se nomme amour physique. Nous ajoutons cette épithète à dessein, car nous occupant particulièrement de la fonction reproductrice des animaux et de son influence sur le développement de la rage, il serait hors de propos d'aborder ici l'histoire interminable de cette passion. Nous serions alors forcés de faire parfois abstraction de l'élément matériel, pour nous lancer dans des sphères plus élevées, et rentrer dans le domaine de la métaphysique et de la psychologie, ce qui nous ferait sortir de notre sujet.

L'homme est apte à la reproduction pendant toute l'année. Cependant c'est au retour du printemps, qu'il semble plus disposé à écouter ce cri puissant qui l'appelle à la procréation. A cette époque, la nature se réveille de son engourdissement et de son sommeil. La terre va se couvrir de son long manteau vert parsemé de fleurs brillantes, et le soleil qui l'inonde de ses plus riches rayons, semble s'entendre avec elle pour faire ressortir l'éclat de sa parure. Les végétaux poussent, et les arbres encore dépouillés vont s'enrichir de branches et de feuilles. Un léger frémissement précurseur semble l'annoncer. C'est la sève qui monte par ses mille canaux.

Elle monte aussi chez les animaux. Les mâles et les femelles guidés par leur instinct, se recherchent pour s'unir. L'oiseau poursuit sa compagne sous la feuillée, pour l'inviter à y établir le berceau de ses amours. Ses chants mystérieux qui viennent charmer si délicieusement l'oreille, comme la plus suave de toutes les harmonies, a un cachet de mélancolie qui exprime bien la nature de ses aspirations. Le fier étalon dont les formes se dessinent sous l'aiguillon du désir, prend ses allures dégagées et altières, et fait vibrer l'air de hennissemens auxquels répond la cavale. L'homme ne reste pas insensible à cet appel solennel de la nature. Les relevés statistiques prouvent, en effet, que le plus grand nombre de naissances se remarquent en décembre et janvier, neuf mois après le retour du printemps.

Les animaux ne jouissent pas, comme nous, de la faculté de se reproduire dans toutes les saisons. Le besoin de la génération ne se fait sentir chez eux qu'à certaines époques de l'année, mais il n'en est peut-être que plus pressant. Dès qu'ils entrent en rut, ils sont entrainés vers la copulation avec une ardeur irrésistible. Veilles, habitudes domestiques, souffrances même, tout leur devient indifférent, dès qu'ils sont dominés par la soif des plaisirs de l'amour. Sourds à la voix de leur maître, et oubliant même quelquefois le soin de pourvoir à leur nourriture, ils ne connaissent plus de frein jusqu'à ce qu'ils aient assouvi la fureur érotique qui les dévore.

Plus on réfléchit, et plus on a peine à comprendre comment tant de siècles ont pu s'écouler sans que l'attention n'ait pas été plus sérieusement fixée sur les conséquences qui peuvent résulter de la privation d'une fonction aussi importante que celle de la reproduction. On sait cependant qu'une continence forcée peut provoquer le *satyriasis* chez les hommes doués d'une constitution vigoureuse et d'une imagination ardente, et nous allons voir que cette affection offre, avec la rage, une analogie digne de remarque, et sur laquelle nous appelons l'attention des médecins. Le satyriasis débute ordinairement par des érections qui surviennent sans cause, ou à la simple vue d'une femme, et qui finissent par devenir plus fréquentes, et même presque continuelles *(priapisme)*. L'imagination est obsédée par des images voluptueuses et des rêves lascifs qui viennent troubler le sommeil souvent interrompu par des pollutions nocturnes qui n'amènent qu'un soulagement momentané.

Si la continence se prolonge, ces désirs deviennent plus violens, la sensibilité acquiert un développement inouï, et les hallucinations les plus lubriques viennent répandre dans l'organisme, un charme tout particulier qui retentit sur les organes sexuels, et détermine de nombreuses éjaculations. En même temps la face devient animée, les yeux rouges, étincelans et brillans d'une flamme sombre. Quelquefois cette névrose se traduit par des accès ou paroxismes dont la rémission est toujours suivie d'abattement, de honte et de regrets, et la guérison survient. Mais si les symptômes s'aggravent, il arrive un moment où le malheureux, entrainé par le transport de ses désirs immodérés, perd la raison, et cherche à assouvir sa *rage amoureuse* sur la première personne qu'il trouve à sa disposition, quelque dégoûtante qu'elle soit. Il répète alors indéfiniment l'acte de coït. On en a vu qui allaient jusqu'à fournir quarante carrières sans être rassasiés, et continuer ensuite à se livrer aux manœuvres de la masturbation. A cette période, il arrive souvent qu'une *soif inextinguible* dévore le malade, qu'une *bave écumeuse* et abondante coule de sa bouche, et que tout son corps exhale une odeur analogue à celle du bouc. Bientôt des convulsions se manifestent, le délire devient continuel, et souvent la gangrène vient frapper les parties génitales, prélude certain d'une mort prochaine.

La *nymphomanie*, vulgairement appelé *fureur utérine*, correspond au satyriasis de l'homme, et se traduit également par un cortège de syptômes qui offrent beaucoup de ressemblance avec ceux de la rage. Se rattachant quelquefois à l'hystérie, elle survient, le plus souvent, par suite d'une continence plus ou moins absolue. Lorsqu'une femme est sous l'imminence de cette affection, elle recherche la solitude, devient triste, rêveuse, et se trouble à l'aspect de la plupart des hommes. Son regard est tour à tour vif ou languissant. Assaillie de mille désirs impétueux, elle se livre avec ardeur à des attouchemens solitaires, tout en cherchant à dissimuler à tous les yeux, le feu qui la consume. Mais si ce penchant immodéré pour le coït n'est pas satisfait, le devoir et la raison deviennent impuissants pour réprimer ce désordre des sens. Le maintien, les soupirs, la rougeur, les propos lubriques et les gestes indécens, tout vient révéler la triste position de la malade qui se trouve entraînée malgré elle, en dépit de son éducation, de son caractère, de ses habitudes réservées et de ses sentiments religieux.

Si la cause qui préside au développement de la maladie, continue à agir avec plus d'énergie, la *nymphomane* finit par perdre toute retenue et tout sentiment de pudeur. Bientôt tout, chez elle, respire la volupté, et provoque aux assauts amoureux. La vue d'un être appartenant à l'autre sexe exalte ses desirs, et détermine un spasme dans les organes génitaux. C'est alors qu'elle pousse quelquefois le délire et la folie jusqu'à arrêter le premier homme qu'elle rencontre, pour tâcher d'en obtenir les caresses par des prières et des supplications. On en a vu chercher à séduire par ruse, d'autres employer les menaces et la violence pour arriver à leurs fins. Si elles ne peuvent réussir, elles se livrent parfois aux actes les plus désordonnés. Bayard cite des exemples de nymphomanes qui recherchaient les embrassements des femmes, et Manget a connu une de ces malheureuses qui se servait de chiens pour satisfaire ses désirs effrénés.

Dans cette forme lente et chronique de l'affection, il arrive souvent, comme nous l'apprend Esquirol, que la malade abandonne sa famille pour se livrer à la prostitution, afin de pouvoir satisfaire plus librement son ardeur érotique. Mais lorque la nymphomanie a une marche aiguë, le danger est bien plus sérieux. Le délire devient permanent et roule toujours sur les plaisirs de l'amour. Bientôt les symptômes prennent plus d'intensité, *une bave écumeuse* sort des lèvres, l'haleine devient fétide et la *soif brûlante*. Souvent il s'y joint *l'horreur de l'eau*, (*hydrophobie*), des *grincements de dents*, des *envies de mordre*, et la mort ne tarde pas à mettre un terme à toutes ces horribles souffrances.

Tels sont les phénomènes nerveux graves qui peuvent se produire dans l'espèce humaine, par suite d'une continence poussée trop loin, et qui arrivent quelquefois à un degré de gravité capable de compromettre la vie. Ne trouve-t-on pas une analogie bien frappante entre ces phénomènes et ceux dont l'ensemble constitue la rage? Cette dernière affection qui présente tous les caractères d'une névrose, ne semble-t-elle pas en différer uniquement par sa nature virulente et sa propriété de transmissibilité? Quelle similitude dans les symptômes : *tristesse, abattement, accès de fureur, horreur des liquides, bave écumeuse, grincements de dents, envies de mordre !!* En outre, on lit dans les ouvrages que les malheureux affectés de rage, sont presque toujours atteints de *priapisme* et de *satyriasis*. Les auteurs anciens, entr'autres Aureliamus, Mead et Boërhaave, avaient déjà observé presque constamment l'érection du membre viril, et une ardeur irrésistible pour l'acte vénérien. Haller cite l'exemple d'un enragé qui, s'y livra trente fois, en vingt-quatre heures. Tous les auteurs modernes ont fait de pareilles remarques, et nous apprennent que l'émission de la semence a lieu, presque toujours, avec une sensation extrême de plaisir, et les malades le témoignent par leur propos lubriques.

Les femmes présentent ordinairement des symptômes analogues. C'est surtout au moment des accès convulsifs, et vers les derniers temps de la maladie, que la *fureur utérine* se manifeste au plus haut degré. Portal l'a observé plusieurs fois. En outre, dans les ouvertures cadavériques, on a toujours trouvé, lorsque l'attention a été fixée sur ce point, les vésicules séminales vides, et la liqueur spermatique répandue dans l'urèthre, par suite de l'éjaculation qui avait eu lieu pendant les derniers temps de la vie.

Et cependant, dans l'espèce humaine la satisfaction du désir ne dépend que de la volonté, puisque, comme nous le verrons plus tard, outre les attouchemens auxquels certaines personnes ont l'habitude de se livrer, l'émission de l'urine, la défécation, et surtout l'état de sommeil, sont de puissans auxiliaires qui viennent apporter du soulagement. En est-il de même chez les animaux des espèces *Canis* et *Félis?* Non, et nous le disons par anticipation : la conformation particulière de leurs organes reproducteurs, les empêche de pouvoir se satisfaire eux-mêmes, et s'oppose, en outre, à ce que, pendant le sommeil, la nature puisse se débarrasser de son trop plein. Puisque l'homme lui-même, par suite d'une continence forcée, est quelquefois exposé à des accidents aussi graves, pourquoi n'admettrait-on pas que les animaux des genres précités, dont la disposition des organes sexuels est bien moins parfaite, ne soient susceptibles d'en éprouver de semblables et même de plus terribles?

Deux ou trois auteurs, il est vrai, parmi les nombreuses causes considérées tour à tour comme capables de contribuer à la production de la rage, telles que la faim, la soif, le froid, le chaud, l'usage d'alimens malsains, d'eaux corrompues, etc., etc., y ont englobé *l'œstrus veneris* ou désir de la copulation. Mais ce sont les contrariétés, la colère et les combats livrés pendant la saison du rut, qu'ils invoquent pour expliquer et excuser, pour ainsi dire, une opinion avancée sous forme dubitative et avec réserve. Or, comme nous l'avons déjà dit plusieurs fois, il serait ridicule de supposer que des émotions morales puissent déterminer une maladie virulente dont les effets sont si terribles.

En 1818, un médecin allemand nommé Grœve, a avancé que la privation de la fonction génératrice pourrait bien avoir de l'influence sur la production de la rage. Cette opinion a été partagée, en 1823, par Capello, mais elle a été émise sous forme hypothétique, sans conviction, et sans avoir été approfondie. Aussi, n'étant appuyée d'aucune raison capable d'en faire ressortir la portée, elle a passé inaperçue, et un grand nombre d'auteurs ne daignent même pas en faire mention, ou bien s'accordent pour la considérer comme dénuée de tout fondement. Au moment de mettre sous presse, nous avons eu connaissance d'un brochure publiée dernièrement par Le Cœur, médecin à Caën. S'inspirant de Grœve et de Capello, cette manière de voir lui paraît vraisemblable, mais son travail est trop incomplet pour avoir attiré l'attention des savants, et ému l'opinion publique. Nous regrettons qu'il ne soit pas entré plus profondément dans la question, et qu'il ne l'ait pas étayée d'arguments plus solides, car il nous eut fourni un point d'appui de plus pour faire triompher une idée d'une importance si élevée. Depuis longtemps elle est l'objet de nos méditations, et nous a fait entrevoir la possibilité de soustraire l'humanité à l'influence du fléau, par des moyens qui ne se sont pas présentés à la pensée de nos devanciers.

Tous les auteurs qui se sont donné la peine de combattre cette opinion, s'appuient sur ce que les époques auxquelles les animaux sont ordinairement affectés de rage, devraient coïncider avec le temps du rut, tandis qu'il n'en est rien. En effet, comme nous l'avons déjà exposé, c'est pendant les mois de mai et de septembre que l'on trouve un plus grand nombre de chiens et de chats enragés, tandis que l'époque de leur rut a lieu dans les mois d'août et de février. Les loups sont généralement frappés de la maladie pendant les mois de mars et d'avril, et ils sont en folie depuis la fin de décembre jusqu'au commencement de mars.

Nous trouvons donc un intervalle d'environ deux ou trois mois entre l'époque où le besoin de la procréation se fait sentir chez les animaux, et le moment où ils sont habituellement atteints de rage spontanée. Cette objection, loin d'être un argument contre nous, milite au contraire en notre faveur, puisque ce n'est pas *avant* mais bien *aprés* le rut, que cette maladie se déclare. Les troubles profonds qui surviennent dans l'organisme par suite de la privation d'une fonction qui parle si haut, doivent naturellement avoir une marche lente et progressive pour déterminer la production d'une affection si redoutable, Aussi est-il facile de se rendre compte de cet intervalle de deux ou trois mois qui s'écoule entre l'époque de la chaleur et celle de l'invasion des accidents. Quel est le médecin qui aurait assez d'ingénuité pour supposer que la rage spontanée puisse se déclarer subitement, dans les vingt-quatre heures, comme une fluxion de poitrine, par exemple, à la suite d'une brusque immersion dans l'eau froide?

Une pareille hypothèse est trop invraisemblable pour qu'on puisse songer à s'y arrêter sérieusement. Nous avons exposé que le satyriasis débute par une espèce de vague et d'agitation intérieure dont on ne se rend pas compte, et qui s'exprime d'abord par le trouble et l'embarras de se trouver en présence d'une jeune personne de l'autre sexe. En même temps l'imagination est obsédée par des tableaux lascifs qui amènent des érections de plus en plus fréquentes. Mais ces symptômes se maintieunent plus ou moins longtemps dans le *statu quo* avant d'arriver à un plus haut degré de gravité. Il en est de même de la nymphomanie. La femme soumise à l'influence de cette affection, éprouve d'abord un sentiment de pudeur qui la fait rêver et rougir à l'approche d'un homme. Ensuite, des désirs vagues et des idées voluptueuses viennent s'emparer de sa pensée. Mais pendant un certain temps, ces phénomènes sont réprimés par l'éducation et la morale. Ce n'est donc que lorsqu'ils ont pris de l'accroissement, et qu'ils sont arrivés à leur *summum* d'intensité, qu'il est permis de prononcer les mots : *satyriasis* et *nymphomanie.*

Pourquoi n'en serait-il pas de même pour la rage qui, bien qu'elle se présente sous la forme d'une névrose, n'en est pas moins une maladie virulente dans son essence? Pour que le virus rabique prenne naissance dans l'économie, ne faut-il pas qu'il y couve pendant quelque temps? C'est donc seulement lorsqu'il a grandi, qu'il est arrivé à un degré de paroxysme capable de produire des troubles fonctionnels biens marqués, et qu'il a éclaté, enfin, par des symptômes terribles, que nous l'appelons : *rage.* D'ailleurs, lorsqu'elle est communiquée par morsure, n'a-t-elle pas une période d'incubation plus ou moins longue? N'est-il pas rationnel d'admettre que l'intervalle qui sépare la prédisposition à la rage spontanée, du moment où la maladie se déclare, doit avoir, sinon plus, au moins autant de durée que l'incubation de cette même affection, lorsqu'elle est communiquée?

Puisque nous entrevoyons maintenant que la cause de la rage réside *uniquement* dans la privation de la fonction reproductrice, il sera facile de comprendre pourquoi elle est tout-à-fait inconnue, ou se montre à peine dans certains pays, tandis qu'elle sévit avec plus ou moins d'intensité dans d'autres contrées. En jetant un coup d'œil rétrospectif sur les faits que nous avons exposés à propos des causes qui ont été invoquées pour expliquer sa production, nous avons vu qu'on a supposé que l'influence des climats devait jouer un rôle important sur son développement. Mais nous avons déjà démontré qu'il n'en est rien, puisqu'elle épargne aussi bien les régions très froides, que celles où règne une haute température, tandis qu'elle répand ses ravages dans les pays tempérés. Laissons donc de côté toutes ces prétendues causes, et posons l'axiôme suivant :

La rage est plus ou moins fréquente dans tous les pays où les animaux ne jouissent pas de leur liberté, et où la civilisation a eu pour résultat de contrevenir aux lois naturelles, en comprimant leurs instincts et leurs passions les plus impérieuses.

La nature a tout prévu. Considérons les animaux à l'état sauvage, et nous observons que, depuis l'ordre supérieur jusqu'au bas de l'échelle, il existe dans chaque espèce, un nombre à peu-près égal de mâles et de femelles. Si on cherche cette proportion dans l'espèce humaine, on trouve, bien que quelques naturalistes aient prétendu le contraire, que le nombre des êtres appartenant au sexe féminin l'emporte sur celui du sexe différent. (1) N'est-il pas naturel de supposer que la

(1) D'après le dernier recensement, la population de la France se divise ainsi sous le rapport du sexe :

Hommes 17,870,169.
Femmes 18,069,195.

Pendant la période quinquennale de 1851 à 1856, le nombre des hommes a augmenté de : 75,210.
Et celui des femmes de : 180,984.

nature en a agi ainsi pour obvier aux inconvéniens qui pourraient résulter de la privation de la fonction reproductrice. Examinons si nous avons tenu compte de ces enseignements, et si nous nous y sommes conformés, à l'égard des animaux que nous avons soumis à notre joug. Prenant les chiens pour exemple, nous voyons que sur une vingtaine d'individus qui, par besoin ou par goût, en sont propriétaires, un seul environ, élève une chienne. L'homme, dans ses vues égoïstes, recherche toutes les satisfactions que ces animaux peuvent lui donner, tout en évitant avec soin les désagréments et les soucis qui peuvent les accompagner.

Que résulte-t-il de cette disproportion? C'est qu'un grand nombre de mâles ne peuvent satisfaire au besoin de la copulation. Et cependant il est bien permis de supposer que la privation doit avoir chez eux des conséquences plus fâcheuses que chez les femelles, puiqu'ils n'ont pas de rut marqué, et qu'ils peuvent les couvrir en tout temps, dès qu'elles sont en état de les recevoir. Cette impossibilité de pouvoir satisfaire à la fonction génératrice, devient encore plus grande, à cause de notre amour du luxe, qui nous porte à nous entourer d'une quantité infinie de races différentes par la taille, la force, la beauté, la vigueur et la prestance. Lorsqu'une chienne est en chaleur, elle s'accouple avec tous les chiens qui se présentent, mais si elle peut choisir, elle préfère toujours les plus grands et les forts, quelle que soit leur laideur. Aussi arrive-t-il assez fréquemment que les petites chiennes qui ont été couvertes par des mâtins, périssent en faisant leurs petits. On peut donc dire : malheur au pauvre paria disgracié et dépourvu d'avantages physiques. Les approches de la femelle qu'il convoite étant défendues par la dent cruelle du plus fort, il est presque sûrement condamné à une continence absolue, à moins que, né sous une bonne étoile, une chance favorable ne vienne lui offrir l'occasion de nouer quelques relations, à l'abri de toute rivalité.

Il semble vraiment que l'homme s'applique à contrarier les lois que la nature lui a dictées. Non seulement nous nous permettons de détruire la proportion sexuelle chez les chiens, puisqu'on peut compter environ vingt mâles pour une seule femelle, mais encore, guidés par le désir de changer, de modifier, de perfectionner la race canine, et le plus souvent dans le but de satisfaire nos plaisirs personnels, nous employons à leur égard tous les moyens qui tendent à les priver de leur liberté. Ainsi, ceux qui élèvent des chiennes, se gardent bien de les laisser couvrir par le premier mâle venu, si ce sont des animaux de luxe et de prix. Enfin, si quelques cas de rage surgissent et jetent la désolation dans une localité, nous nous empressons d'avoir recours à des mesures extrêmes de rigueur qui, au lieu de conjurer le danger, ne font que le grandir et le rendre plus menaçant. Toutes ces circonstances expliquent la plus grande fréquence de cette maladie chez les chiens que chez les autres animaux des deux genres précités.

Si nous jetons un regard sur les autres parties de notre globe, nous observons que depuis un certain nombre d'années, la rage se montre ou fait des progrès dans des contrées qu'elle épargnait autre fois. Cela tient à ce que les européens y affluent en plus grand nombre, et viennent y implanter leurs mœurs et leurs habitudes. Aussi, a-t-elle fini par s'y montrer quelquefois ; et dans le but d'en préserver les populations, les autorités administratives se sont décidées à ordonner de museler les chiens, de les tenir en laisse et de les empêcher de circuler librement, ce qui n'a fait que donner plus d'extension au mal. C'est ce qui a eu lieu en Algérie, où l'on prend, à présent, à l'égard de ces animaux, les mêmes mesures qu'en France. Consultons les annales de médecine, et nous voyons que tous les cas de rage qui ont été observés, se sont déclarés à Bône, Philippeville, Oran, Tlemcen, Tenès, Orléansville, Mostaganem, Novi ou les faubourgs, c'est-à-dire dans les centres de population habités par nous, et non dans les tribus bédouines dont les habitants vivent sous la tente et à l'état nomade. Nous remarquons, en outre, que sur les quinze cas précités, treize sont survenus par suite de morsures de chiens appartenant à des Européens, et les deux autres proviennent de blessures faites par des animaux suspects et inconnus.

Il est donc évident que partout où la civilisation s'étend, elle comprime chez les animaux domestiques, l'exercice d'une des plus importantes fonctions de l'économie, d'où il résulte que cette maladie se montre ou fait des progrès. Les chats en sont un exemple. Pourquoi deviennent-ils quelquefois enragés? Parceque certaines personnes charmées par la grâce, la gentillesse et la propreté de ces animaux, les élèvent pour leur seul agrément, et les privent souvent de leur liberté, dans la crainte de perdre l'objet de leur affection. En outre, pour nous soustraire à certains ennuis, tels que celui de nous voir entourés d'une nouvelle petite famille, nous préférons assez généralement les mâles aux femelles, de sorte que la proportion de ces dernières devient parfois insuffisante.

Nous objectera-t-on que le loup est bien plus souvent frappé de rage que le chat, quoique vivant à l'état sauvage et en pleine liberté? Cela est vrai, et tient à ce que l'homme lui a déclaré une guerre acharnée, et a lancé sur lui une véritable proscription, en mettant sa tête à prix. Outre les boulettes empoisonnées que l'on parsème dans les bois, les fosses que l'on creuse, les appâts que l'on organise et les pièges que l'on dresse, on arme quelquefois tout un pays pour se défaire de ces animaux malfaisans. Dans les campagnes, on réunit de temps en temps des troupes d'hommes et de gros mâtins, pour faire des battues dans le but de les exterminer ou de les forcer à quitter le pays, à cause des ravages qu'ils commettent. En effet, lorsqu'ils sont vivement pressés par la faim, malgré leur poltronnerie habituelle, ils bravent le danger, rôdent dans les campagnes, et s'approchent même quelquefois des habitations pour ravir des agneaux jusques dans les bergeries.

Ces battues ont pour résultat de détruire plus de femelles que de mâles, et la raison en est bien simple. Lorsque les louves sont sur le point de mettre bas, elles choisissent, au milieu d'un bois ou d'une forêt, un endroit bien fourré qu'elles apprêtent pour leurs petits, dont le nombre varie de trois à neuf. Après les avoir allaités pendant deux ou trois semaines, elles chassent pour leur rapporter du gibier. Au bout de deux mois environ, les louveteaux peuvent suivre leur mère qui les conduit au ruisseau ou à la mare la plus voisine, pour s'y désalterer. Aussi sa trace devient-elle plus facile à découvrir que celle du loup qui peut changer de repaire d'un moment à l'autre, suivant ses appréhensions ou sa fantaisie. En outre, lorsqu'une louve à des petits et se trouve traquée, bien qu'étant comme toutes les femelles, plus timide que le mâle, elle devient intrépide, les défend avec fureur, et se fait tuer pour les sauver.

Après ces battues, ces animaux sont chassés en partie, et finissent par manquer de femelles. Une autre circonstance qu'il est bon de signaler, c'est que les louves n'ont pas, comme les chiennes, deux époques de rut, et même quelquefois trois. Elles n'entrent en chaleur qu'une seule fois par an, pendant l'hiver, depuis la fin de décembre jusqu'au commencement de mars. Les mâles n'ont pas de rut marqué et peuvent comme les chiens, s'accoupler en tous temps. Ils restent donc privés bien plus longtemps que ces derniers, lorsque, faute de femelles, ils n'ont pas trouvé à satisfaire leurs besoins à l'époque de la chaleur. Aussi, lorsqu'elle revient, éprouvent-ils des désirs génésiques plus impétueux. Il en est de même, du reste, chez tous les animaux qui ne peuvent satisfaire à la procréation qu'une seule fois par an. Le cerf nous en fournit un exemple remarquable. Cuvier rapporte, qu'en automne, il poursuit ses femelles, et les tue, lorsqu'elles lui résistent. On peut donc poser un principe que l'ardeur d'un animal pour l'acte de la copulation, est en raison directe de la rareté des époques du rut. Toutes ces circonstances ne contribuent-t-elles pas à rendre compte de la fréquence relative de la rage chez les loups ?

Les renards se trouvent dans les mêmes conditions, et cependant cette maladie les atteint si rarement, que les exemples cités par les auteurs, n'ont pas même un cachet d'authenticité suffisant pour que le doute ne soit pas permis. Comment expliquer cette différence ? C'est parcequ'on leur a fait une guerre assidue et tellement meurtrière, qu'en France, on est parvenu à les détruire en grande partie. Il est donc tout simple que les cas de rage soient beaucoup plus rares chez eux que chez les loups qui sont infiniment plus nombreux dans nos climats. Cependant, comme ils appartiennent au genre *Canis*, et que par cela même ils sont exposés à contracter spontanément cette maladie, nous sommes loin de nier qu'on n'en ait pas observé quelques rares exemples. Bien que le renard se soit rendu fameux par son adresse, sa circonspection et ses ruses, réputation qui n'est nullement usurpée, comme l'indiquent son regard intelligent, ses proportions élégantes et son museau effilé, on le chasse souvent avec avantage, et ce sont surtout les femelles que l'on parvient à atteindre. Lorsqu'elles sont prêtes à mettre bas, elles cherchent à se domicilier d'une manière fixe, et s'installent ordinairement près des bois et à portée des hameaux, afin de se glisser furtivement dans le voisinage, pendant la nuit, et ravager les basse-cours. Malgré leur finesse d'instinct et les précautions infinies dont elles s'entourent pour dérober le lieu qu'elles ont choisi, on arrive souvent à découvrir leur gîte, et à s'emparer de la mère et des petits, de sorte que la proportion des femelles ne se trouve plus en rapport avec celle des mâles.

Pour faire ressortir la justesse des appréciations que nous venons d'émettre, nous allons considérer la question sous un autre point de vue, et poser, par opposition, l'axiôme suivant :

La rage est inconnue, ou du moins très rare, partout où les animaux vivent à l'état sauvage et en pleine liberté.

Comme nous l'avons déja exposé, cette maladie ne se montre pas, ou parait à peine dans l'île de Chypre, dans toute la Syrie, au cap de Bonne-Espérance, à la Jamaïque et dans la Cafrerie. Il en est de même dans l'Inde, l'Amérique méridionale, les Antilles, la Pologne et presque toute la Russie. C'est que dans toutes ces contrées où la civilisation n'a point encore fait assez de progrés pour arriver à les museler, les traquer, les attacher, et leur ravir la liberté, comme nous le faisons dans nos climats tempérés de l'Europe, les chiens domestiques ne sont pas exposés à la privation des plaisirs vénériens. Dans toutes ces localités, ils sont à peu près aussi libres que les chiens sauvages qui vivent dans les pays déserts et se rassemblent par troupes, pour chasser les bêtes fauves. Ces chiens sauvages sont en très grand nombre au Congo, au Canada, dans les Antilles, et surtout dans les solitudes d'Amérique. Leurs mœurs sont les mêmes que celles des loups dont ils ne diffèrent que par la facilité que l'on trouve à les apprivoiser. Mais comme on les laisse vivre en paix, les habitans de ces régions ne connaissent la rage que de nom.

Ce sont précisement ces faits si remarquables

qui nous ont vivement frappés et ont puissamment contribué à nous amener dans ce sentier de recherches et de méditations. Inspirés par nos propres impressions, les faits qui se sont accomplis autour de nous, ont été nos seuls guides. Tous deux nous avons habité l'Afrique pendant de longues années, depuis 1834, et nous n'avons jamais entendu dire qu'un seul cas de rage bien avéré s'y fut manifesté pendant notre séjour. Et cependant les chiens abondent dans tout le pays. Chaque peuplade ou tribu nomade est entourée d'une multitude des ces animaux qui vivent à peu près à l'état sauvage. Les arabes n'ayant aucune sollicitude pour eux, se bornent à leur donner un abri sous la tente commune. Aussi, sont-ils obligés de vivre de chasse, et de se nourrir de charognes. Ils ne trouvent même pas toujours à apaiser leur soif. Mais n'étant nullement comprimés ni dans leurs instincts, ni dans l'exercice de la fonction génératrice, la rage est presque inconnue dans toute l'Algérie. Si on en a observé quelques cas depuis plusieurs années, du moins, comme nous l'avons déjà dit, ils ne se sont pas déclarés dans les tribus indigènes, mais bien dans les centres de population habités par nous, et en outre, ces cas sont survenus à la suite de morsures faites par des chiens appartenant aux Européens, et non aux Arabes.

Nous avons voulu nous assurer s'il en était de même en Egypte et en Turquie, comme l'avaient assuré Barrow, Alpin et le baron Larrey. L'un de nous arrive de Constantinople, et s'est promené dans ce dédale de rues et de ruelles sales, étroites, tortueuses, mal pavées, pleines de trous et de fondrières. Elles sont encombrées de milliers de chiens errans, souvent lépreux et affamés, qui ne se nourrissent que de chair en putréfaction, ou même du produit de la défécation de l'homme. Ces animaux, provenant des meutes des deux rives de l'Euxin, furent amenés dans cette ville, en 1453, lors de la conquête par les trois cent mille hommes qui suivaient Mahomet II, et n'on fait que grossir et multiplier depuis quatre siècles. Ils forment, pour ainsi-dire, la garde nationale de la ville, vivant par quartiers, avec leurs corps-de-garde et leurs sentinelles. Ordinairement ils se réunissent en certain nombre, lorsqu'ils ont adopté un lieu, et semblent s'entendre pour en défendre l'accès à ceux qui ne sont pas des leurs. Malgré cette vie de misère et de malpropreté, malgré les souffrances de la faim et de la soif, malgré les combats incessants qu'ils se livrent et les blessures qu'ils reçoivent, jamais aucun cas de rage ne s'y montre, n'étant nullement inquiétés par les Turcs.

Libres, ils ne sont pas exposés à la privation de l'acte génésique. Si, contrairement à cette règle, il en a surgi parfois quelques rares exemples, ils ont dû appartenir aux occidentaux qui sont venus implanter dans ces contrées, leurs mœurs et leur manie de les condamner à une captivité presque perpétuelle. Qu'on interroge nos militaires qui reviennent d'Orient, et aucun d'eux ne dira qu'un seul cas soit parvenu à sa connaissance. Que deviendraient les habitants de Constantinople, si cette maladie venait à s'y déclarer? Bientôt toute la population serait en proie au fléau.

Tous les animaux des espèces *Canis*, qui vivent à l'état sauvage, se trouvent, par cela même, préservés de la rage, aussi bien que les chiens de tribus nomades de l'Afrique et de Constantinople. On sait que les chacals, ces *loups dorés* des pays chauds, ne sont jamais atteints de cette maladie. Ils sont cependant très nombreux en Afrique, en Asie, dans la Perse, en Arménie et dans les Indes. On les rencontre aussi en grande quantité au Bengale, en Barbarie, en Mauritanie, aux environs de Trébisonde, autour du Mont Caucase et en Guinée. L'immunité [dont il jouissent tient à ce qu'ils vivent en troupes comme les chiens sauvages, et que n'attaquant jamais l'homme, malgré leur férocité et surtout leur voracité, on les laisse vivre en paix, sans même leur faire la chasse. Chez eux, la proportion sexuelle est donc toujours maintenue, et la nature suit son cours, sans être contrariée dans ses lois.

Aucun animal ne fournit, plus que le chacal, la preuve vivante de l'erreur dans laquelle sont plongés ceux qui soutiennent que l'usage de la chair putréfiée est la cause de l'affection rabienne. Tous les soirs ces animaux se rassemblent en bandes plus ou moins considérables, avec des cris lugubres et des hurlements effroyables, signal de la chasse. Lorsqu'ils doivent attaquer un gros animal, ils se mettent quelquefois à la remorque d'une hyène, comme nous l'avons observé en Afrique. Mais ces chasses sont souvent infructueuses ou insuffisantes, et ils s'en consolent aisément, parceque, très friands de charognes, et surtout de chair humaine, ils se nourrissent de cadavres. Aussi a-t-on la coutume, dans certains pays, de creuser les fosses très profondément, et de rouler de grosses pierres sur les sépulcres, pour en défendre l'approche et les empêcher de déterrer les morts.

Les animaux du genre *felis* qui vivent en pleine liberté, se trouvent, par la même raison, préservés de la rage. A-t-on jamais entendu dire qu'un lion, un tigre, une panthère ou un léopard aient été atteints de cette maladie ? Dira-t-on que ces animaux redoutables, l'effroi des voyageurs nocturnes et le fléau des populations avoisinantes, sont si bien armés, que lorsqu'ils saisissent une proie, elle ne sort jamais vivante de leurs griffes, et que par conséquent on n'a jamais pu vérifier si le virus rabique n'a pas été quelquefois mêlé à leurs morsures? Ce n'est pas impossible, car nous sommes convaincus qu'ils peuvent-être frappés spontanément de cette affection, par cela même qu'ils appartiennent à la race précitée, et que leur organisation est indentique à celle du chat.

Cependant lorsqu'un chien devient enragé, n'étant plus guidé par ses instincts, il marche à l'aventure, droit devant lui et se montre aussi bien dans un village qu'en rase campagne. N'en serait-il pas de même du lion et du tigre? dans les pays où ces animaux sont en assez grand nombre, en a-t-on jamais vu apparaître, en plein jour, au milieu d'une population, ou venir étendre leur cadavre dans le voisinage d'une bourgade? Nous sommes donc portés à croire qu'ils ne sont jamais atteints de la maladie, parcequ'ils sont libres, vivent en ménage, et trouvent toujours moyen d'avoir une compagne. Si la nature fait parfois un écart, en produisant plus de mâles que de femelles, un combat presque toujours mortel fait bientôt disparaître un rival inoccupé.

L'affection rabienne sévit donc sur tous les animaux auxquels nous avons fait subir le poids de notre puissance. Elle épargne, au contraire, ceux que nous n'avons pas pu subjuguer, et qui vivent conformément aux lois naturelles. Si les loups font exception à cette règle, bien que vivant dans l'indépendance et la liberté, nous avons dit qu'il fallait en chercher la raison dans les battues que l'on organise, et qui ont pour résultat de tuer plus de femelles que de mâles. Cela est si vrai, qu'en Russie et surtout en Pologne, où ils sont en si grande quantité, cette maladie y est presque inconnue. Ce pays est tellement riche en lieux boisés et touffus, que malgré ces battues, ils se maintiennent toujours en assez grand nombre pour que la proportion sexuelle ne soit pas détruite. Depuis deux ans, la guerre d'Orient ayant empêché ces chasses d'avoir lieu, ces animaux pressés par la famine, sont venus tout dernièrement jusques dans les villages pour y chercher leur pâture ; et on ne cite pas un seul exemple de rage vraiment authentique. Ces demi-mesures que nous prenons, sont donc insuffisantes, et on devrait employer tous les moyens possibles pour les exterminer jusqu'au dernier, à l'instar des Anglais qui sont parvenus à en purger leur île.

Pour corroborer tout ce que nous venons d'avancer, nous allons terminer par ce troisième axiôme :

Plus un animal est soumis à notre empire, et maintenu en esclavage, plus il est exposé à contracter la rage.

Or le chien est, sans contredit, le plus esclave de tous les animaux. Nous l'avons attaché à nous, à cause de ses qualités toutes particulières, et des services immenses qu'il nous rend. Que serait devenu l'homme, s'il n'avait pas eu un auxiliaire aussi puissant pour conquérir le monde, chasser et détruire les autres animaux nuisibles ? Pour se mettre en sûreté il lui a fallu se concilier ceux qu'il a trouvé disposés à s'attacher à lui, et il a commencé par le chien, à qui son courage, son instinct et sa finesse de sentiment, donnent une supériorité morale bien marquée sur tous les autres. Comment aurions-nous pu chasser avec tant d'avantage, sans le concours d'un animal dont on peut si aisément perfectionner l'éducation, en lui apprenant à mesurer ses mouvemens, à réprimer son ardeur, et à obéir à la voix de son maître. Eh bien, en récompense de tous ces services incessans, et dans la crainte de perdre un compagnon aussi utile, nous l'empêchons de satisfaire un de ses besoins les plus impérieux, sans songer aux conséquences funestes qui peuvent en résulter.

Pour mieux nous pénétrer de la vérité du principe que nous venons d'établir, jugeons par comparaison, et nous verrons que les chats qui vivent à l'état de domesticité, comme les chiens, sont bien moins souvent atteints de rage, quoiqu'ils soient élevés en plus grande proportion que ces derniers. C'est qu'ils nous offrent généralement fort peu d'intérêt. Nous ne les gardons, le plus souvent, que par pure nécessité, afin de les opposer à un ennemi domestique encore plus incommode. Le chat est gracieux et aimable lorsqu'il est jeune, mais à mesure qu'il avance en âge, on voit percer sa perversité que l'éducation ne fait que masquer. Son regard qui brille dans les ténèbres comme le diamant, est oblique, équivoque, et indique bien la fausseté de son caractère. Subtil et flatteur, il semble se tenir toujours sur ses gardes, même lorsqu'il recherche des caresses auxquelles il n'est sensible qu'à cause du plaisir qu'elles lui procurent. Essentiellement égoïste, il est attaché à la maison qu'il habite, parcequ'il y trouve sa nourriture, son abri et ses aises, mais il n'a pour ses maitres qu'une apparence d'affection. Il dissimule son penchant pour la rapine, par crainte du châtiment, lorsqu'il a appris par expérience qu'il peut lui devenir préjudiciable, mais lorsqu'il croit à l'impunité, il sait très bien épier, attendre et saisir l'occasion de faire un mauvais coup.

Tous ces petits défauts joints au manque de sincérité et de fidélité, ne sont pas faits pour engager à nous y attacher. Aussi leur absence ne nous préoccupe-t-elle pas plus que leur présence ne nous gêne. Lorsqu'une chatte est sur le point de mettre bas, elle cherche ordinairement les endroits les plus retirés de la maison, pour y déposer sa progéniture. C'est seulement lorsqu'elle ne peut plus suffire à sa subsistance par l'allaitement, qu'elle vient nous amener ses petits, comme pour réclamer en leur faveur la nourriture qu'elle n'est plus à même de leur fournir. Rarement émus par ce tableau, nous ordonnons, le plus souvent, à nos domestiques, de les jeter à l'eau. Ces animaux jouissent donc d'une assez grande liberté. Ils ne sont jamais tenus à l'attache comme les chiens, mènent une existence très indépendante et à demi-sauvage, bien qu'étant des animaux domestiques, et leur nombre ne fait pas sensation. Fréquentant habituellement les greniers, ils peuvent se livrer à leurs ébats, sans crainte d'être dérangés. Les gouttières et les toits sont le champ de bataille de leurs amours. En outre, tout le monde sait que la chatte peut produire avec les chats sauvages, et il n'est pas rare de voir, aux époques du rut, des mâles et des femelles quitter momentanément leur domicile, pour aller les chercher jusques dans les bois.

Toutes ces conditions ont nécessairement une grande influence sur la cause del'affection rabienne chez ces animaux, et il est très heureux que nous ayons si peu de sollicitude pour eux, car sans cela, nous serions fréquemment exposés au danger. Si, comme nous l'avons déjà dit, il survient parfois quelques cas de rage parmi eux, cela tient à ce que certaines personnes les privent de leur liberté, et qu'en outre, nous préférons assez généralement les mâles aux femelles.

Il résulte des considérations que nous venons d'émettre, que les animaux arrivés à l'âge ou la fonction reproductrice ne peut plus s'accomplir, doivent se trouver à l'abri de l'influence de cette maladie. Il doit en être de même pour ceux qui n'ont pas encore atteints l'âge adulte, le besoin de la génération n'ayant pas encore pu se faire sentir chez eux. Cherchons dans nos souvenirs et tâchons de nous rappeler si nous avons vu un petit chien en bas âge affecté de rage. Non, sans doute, ou si on en a constaté quelques rares exemples, nous sommes convaincus qu'ils se rapportaient à la rage *communiquée,* et non pas à cette même affection contractée spontanément.

Nous pourrions nous arrêter ici, et considérer notre tâche comme remplie, les explications dans lesquelles nous venons d'entrer, nous paraissant suffisantes pour démontrer que la cause productrice de la rage réside *uniquement* dans la privation de la fonction génératrice. Cependant plusieurs questions se présentent encore à l'esprit, et celle-ci en première ligne : on se demande pourquoi la plupart des êtres de la création, y compris l'homme, ne peuvent être atteints de cette maladie, que par communication, ou en d'autres termes, pourquoi le triste privilége de la contracter spontanément n'est dévolu qu'aux animaux des genres *Canis* et *Felis.* Nous éluderions la difficulté, en répondant qu'il n'est pas donné à l'homme de pénétrer tous les secrets de la nature, que la rage est inhérente à ces races, comme la morve et le farcin aux solipèdes, le cancer et la variole à l'homme, etc. Mais dans le but d'asseoir notre conviction sur des bases plus solides, et de conquérir encore des argumens propres à corroborer notre opinion déjà tant appuyée par les faits que nous avons signalés, nous avons voulu aller plus loin et soulever le voile qui cache cette raison que nous allons livrer à l'appréciation du monde savant.

La conformation toute exceptionnelle des organes reproducteurs des animaux des deux genres précités, semble parler aux yeux aussi bien qu'à l'intelligence, et nous a suscité de nombreuses réflexions, entr'autres les suivantes : l'homme et la plupart des animaux sont pourvus de *vésicules séminales*, réservoirs dans lesquels le sperme vient se mettre en dépôt, dans les intervalles plus ou moins prolongés de son expulsion. Tous ceux qui appartiennent aux espèces *Canis* et *Felis* en sont privés. En jetant un coup d'œil comparatif sur les phénomènes apparens et intimes, dont l'ensemble constitue la fonction si complexe de la génération, nous observons qu'ils sont loin d'être identiques chez les êtres possesseurs de réservoirs et chez ceux qui en manquent. En effet, chez les premiers, la sécrétion spermatique s'effectue d'une manière continue, bien que quelques physiologistes aient prétendu le contraire. Ce qui le prouve c'est que l'émission de la liqueur prolifique est d'autant plus abondante qu'elle a lieu moins fréquemment. Elle ne peut même plus se produire lorsque les vésicules sont vidées, jusqu'à ce que les testicules aient eu le temps d'en sécréter une nouvelle quantité qui, des tuyaux séminiféres, traverse le corps d'hygmor, l'épididyme et les conduits déférens.

pour venir s'y accumuler. Là elle y séjourne jusqu'à ce que des circonstances particulières viennent la chasser avec force par l'urèthre.

Il n'en est pas de même des animaux dépourvus de réservoirs. Chez eux la sécrétion de la semence n'est pas continue. Aussi leurs organes sexuels sont-ils disposés de manière à rendre leur accouplement prolongé. Le chien en est un exemple. Sa verge présente un os pénien et deux renflemens ou bulbes érectils: l'un antérieur et l'autre postérieur qui, par le développement considérable qu'ils prennent pendant l'acte de la copulation, le dernier surtout, empêchent la séparation de s'effectuer, jusqu'à ce que l'éjaculation soit terminée, et ait amené la flaccidité. Cette éjaculation se fait lentement et goutte à goutte. Le rapprochement a bien moins de durée chez l'homme et les autres animaux. A peine l'acte du coït est-il commencé, que la sensation voluptueuse à laquelle le corps tout entier participe, retentit bientôt sur les vésicules séminales qui agissent sur le liquide qu'elles contiennent, pour l'expulser avec force par des contractions spasmodiques. Leur position entre le rectum, le bas-fond de la vessie et les releveurs de l'anus, leur permet de concourir puissamment à cette émission, favorisée encore par la douce compression qu'exerce sur elles l'action de ces muscles qui se contractent au moment de l'éjaculation. Aussi celle-ci s'opére-t-elle par des secousses successives, non interrompues et très rapprochées, auxquelles succèdent l'abattement, la lassitude et un sentiment de mélancolie et de langueur. Quelques méthaphysiciens ont attribué cette sensation de tristesse mêlée au plaisir le plus vif, à une espèce d'intuition confuse et éloignée de notre destruction.

Les vésicules séminales jouent donc un rôle important dans la fonction reproductrice. En outre, comme l'ont pouvé Cabanis, Broussais et d'autres physiologistes, elles sont le siége du besoin générateur. En effet, leur plénitude le fait naitre et leur vacuité l'éteint. Lorsqu'elles sont remplies et distendues, lorsque surtout le liquide prolifique acquiert une consistance plus marquée par suite de l'absorption de ses parties les plus aqueuses, il produit sur leur surface interne, une impression particulière qui fait sentir le besoin de son évacuation. Cette sensation réagit sur le centre cérébro-spinal, et provoque, non seulement des désirs, mais encore un sentiment de malaise qui cesse avec la vacuité, pour recommencer lorsqu'elles se remplissent de nouveau. Toutes choses égales d'ailleurs, les désirs sont donc plus fréquens et plus vifs chez ceux dont la sécrétion spermatique est très active, et chez ceux qui se privent des plaisirs de l'amour.

Connaissant la conformation exceptionnelle des animaux des genres *Canis* et *Felis*, qui manquent de vésicules, ainsi que le mode de sécrétion du sperme, qui n'est pas continu comme chez les autres animaux, d'où il en résulte que l'excrétion de ce fluide a lieu lentement et goutte à goutte, nous allons faire l'examen comparatif des conséquences qui peuvent résulter de la privation des plaisirs vénériens chez les êtres qui possèdent des réservoirs, et chez ceux qui en sont dépourvus. Prenant l'homme pour type de la première catégorie, nous savons que lorsqu'il n'a pas une compagne à sa disposition, il peut apaiser lui-même la violence de ses désirs, en se livrant à des attouchements solitaires dont l'abus a pour effet d'agir de la manière la plus dangereuse, aussi bien sur la santé que sur les facultés morales et intellectuelles. Il n'en est pas de même du chien que nous avons pris pour exemple. C'est en vain qu'il cherche à se lécher ou à se frotter le pénis contre l'abdomen. Si une ou deux gouttes de liqueur prostatique viennent à se présenter à l'orifice uréthral, par suite de ces manœuvres, du moins, il ne peut jamais réussir à déterminer la moindre émission spermatique.

Voyons maintenant ce qui se passe chez les individus qui ne se laissent pas aller à cette déplorable habitude que l'on nomme: *onanisme*, et qui ont le courage de se condamner à une continence absolue. La sécrétion spermatique étant continue, comme nous venons de le démontrer, les vésicules séminales finissent par se remplir. Mais lorsqu'elles regorgent de sperme, la nature vient ordinairement en favoriser l'expulsion, par l'émission des urines qui provoque la contraction des vésicules, à la suite des efforts qui sont faits pour en exprimer les dernières gouttes. C'est surtout vers la fin de l'acte de la défécation, que cette évacuation a lieu en plus grande quantité, sans érection, et sans même qu'on en ait conscience, à cause de la pression mécanique bien plus marquée que subissent ces réservoirs, lors du passage des matières fécales qui compriment le bas-fond de la vessie. En outre, pendant le sommeil où l'imagination n'est pas distraite par les sensations extérieures, il arrive souvent, surtout chez les adultes doués d'une activité génératrice très grande, qu'ils sont assaillis par des rêves voluptueux qui les impressionnent énergiquement à leur insu, et produisent une réaction assez puissante pour déterminer l'émission de la semence, qui prend alors le nom de *pollution nocturne*.

Voilà les divers moyens que la nature met à la disposition, non seulement de l'homme, mais encore des animaux pourvus de vésicules, pour parer aux inconvénients de la privation. Le cheval en fournit la preuve. On sait qu'il est succeptible d'éprouver des pollutions, et qu'il peut provoquer l'émission, sinon complète, du moins partielle de la semence, par des battements convulsifs et saccadés de la verge contre le ventre. Aussi a-t-il des vésicules séminales allongées, ovoïdes, et qui acquièrent quelquefois une capacité de cinq à dix décilitres. Chez les animaux qui manquent de ces réservoirs, au contraire, la liqueur prolifique, comme nous l'avons déjà dit, ne peut être chassée au dehors que pendant l'acte de la copulation. Ni l'émission de l'urine, ni la défécation, ni l'état de sommeil ne peuvent leur apporter du soulagement, pas plus que les attouchements et les frottements.

Ils sont donc bien moins richement dotés que les autres, puisqu'ils sont organisés de telle sorte, qu'ils n'ont aucun moyen de se débarrasser du superflu qui déborde, lorsqu'ils sont vivement excités à l'époque du rut. Que penser alors des effets qui peuvent survenir chez eux, par suite d'une privation absolue, quand l'homme lui-même, malgré toutes les ressources qui sont mises à sa disposition pour obvier aux conséquences fâcheuses d'une continence exagérée, est exposé à des accidents graves qui portent leur action sur les parties sexuelles même, ou bien se font ressentir sur l'économie toute entière. Les premiers sont produits par le reflux du fluide séminal dans les vaisseaux spermatiques et les testicules, dont le gonflement provoque d'abord de la gêne et de la pesanteur, puis de véritables douleurs plus ou moins vives qui s'irradient jusqu'à la région inguinale. Si la continence se prolonge, l'inflammation de ces glandes peut survenir par suite de la stase du sperme qui distend et irrite les vaisseaux séminifères. Aussi, l'orchite blennorrhagique doit-elle sa grande fréquence principalement à la sagesse inaccoutumée à laquelle se soumettent les malades atteints d'uréthrite.

Quant aux accidents généraux, ils ont un cachet

de gravité bien plus sérieux, puisqu'ils constituent le *satyriasis* qui devient quelquefois mortel. Ne semble-t-il pas naturel d'admettre que ces accidents si terribles doivent être encore plus redoutables chez les animaux dont l'organisation des organes sexuels est bien moins parfaite ? Serait-il si irrationnel de supposer que cette impossibilité de satisfaire à une fonction importante, puisse suffire pour rendre compte de la production de la rage ? Ce qui porte à le croire, c'est la ressemblance frappante qui existe, sous le point de vue séméïologique, entre le satyriasis et cette dernière maladie qui ne semble différer de la première que par la présence d'un virus, et la propriété de transmissibilité. Outre les *accès de fureur*, l'*horreur des liquides*, la *bave écumeuse* et les *envies de mordre*, symptômes caractéristiques et communs à ces deux affections, nous avons vu que les enragés sont presque toujours sous l'empire d'une *ardeur érotique* portée à son comble, absolument comme les malheureux atteints de satyriasis.

En outre, il existe une autre analogie assez remarquable entre les premiers effets de la privation de coït, comparés aux prodrômes de ces deux affections. Certaines personnes à tempérament froid et lymphatique, peuvent supporter la continence la plus absolue, sans en éprouver le moindre inconvénient, tandis que pour d'autres douées d'un tempérament sanguin ou nerveux, qui sont les plus ardents pour la génération, elle devient un vrai supplice. C'est à ces dernières seulement que nous faisons allusion. Qu'elles fassent un retour sur elles-mêmes, et qu'elles sondent leurs souvenirs, elles se rappelleront que la privation de cet acte à eu quelquefois un retentissement plus ou moins marqué sur l'équilibre de leur santé, et même sur leurs dispositions morales, lorsqu'un besoin pressant se faisait sentir. Malaise, pesanteur de tête, injection de la face, perte de l'appétit, inquiétude, tristesse, mauvaise humeur, irrascibilité, voilà les petits inconvéniens qu'elles ont pu éprouver, et qui ont cessé, comme par enchantement, avec la vacuité des vésicules séminales, c'est-à-dire après le coït. On pourrait donc placer à côté du proverbe exprimé par ces quatre mots latins : *post coïtum animal triste,* la maxime suivante : *antè coïtum animal triste,* qui n'aurait pas une application moins juste.

Tous ces inconvéniens ont beaucoup de similitude avec les premiers symtômes du satyriasis et de la rage. Ces deux maladies débutent, en effet, par un sentiment indéfinisable de malaise général, de la lassitude, de la pesanteur dans les membres des insommies, des songes pénibles, de la céphalalgie, la perte d'appétit, la tristesse, l'agitation, l'irascibilité, les angoisses, etc., etc. Chez le chien, elle s'exprime d'une manière analogue. Avant de quitter la maison de son maître, la queue serrée entre les jambes, la langue pendante, les yeux brillans et hagards, l'écume à la gueule, et de se précipiter sur les animaux qui fuient d'épouvante à son approche, il recherche d'abord la solitude et l'obscurité, se réveille en sursaut, s'agite, refuse la nourriture et les boissons, etc. Tous ces rapprochemens si dignes de fixer l'attention, ont un cachet de vraisemblance qui semble bien fait pour contribuer à confirmer l'opinion qui surnage dans ce petit travail.

Un sentiment naturel à l'homme est de faire tous ses efforts pour découvrir les secrets que la nature semble s'appliquer à lui rendre impénétrables. Guidés par le désir d'éclairer une question aussi importante, nous avons cherché à nous expliquer l'existence du virus rabique. En invoquant l'analogie, nous voyons que les influences nerveuses n'ont jamais pour effet que d'amener des dérangements fonctionnels. Ainsi, la peur par exemple, provoque quelquefois l'ictère chez les uns, la diarrhée ou l'épilepsie chez les autres, mais des modifications quelconques du sytème cérébro-spinal, quelques puissantes qu'elle soient, n'ont jamais donné naissance à un virus. Ce raisonnement nous a détourné de l'idée d'admettre que les troubles profonds qui doivent ébranler le système nerveux des animaux soumis à une privation plus ou moins longue, puissent suffire pour rendre compte de la cause productrice de ce virus. Rien n'existant de rien, puisque, ne fût-ce qu'un atôme, il est nécessaire pour justifier un effet, nous sommes portés à croire qu'un élément matériel doit présider à sa formation.

Quel est cet élément? Comment se trouve-t-il dans le sang? D'où vient-il? Bien que certains mystères resteront toujours inaccessibles à l'intelligence humaine, nous nous sommes demandés s'il n'était pas possible qu'il fût formé, de toutes pièces, par le sperme lui-même, qui aurait-été résorbé pendant assez longtemps, et en assez grande quantité, pour constituer le virus rabique. Les remarques suivantes nous ont suggéré cette idée: On sait que chez l'homme, l'érection a une fréquence très-variable, non seulement suivant les tempéramens et les idiosyncrasies, mais encore, qu'elle est subordonnée, chez le même individu, à une foule de circonstances différentes, telles que les excitations mécaniques, l'exaltation de l'imagination, le souvenir ou le contact d'objets voluptueux, l'usage de mets ou de boissons aphrodisiaques, etc.

Il doit en être ainsi dans l'échelle animale. Bien que la sécrétion spermatique ne soit pas continue chez ceux qui appartiennent aux genres *Canis* et *Felis*, elle ne s'opère cependant pas exclusivement pendant la copulation, comme l'ont avancé quelques auteurs. La preuve c'est que Cuvier, Colin et d'autres naturalistes célèbres ont constaté que, chez la plupart des animaux, les testicules ou glandes spermagènes prennent un développement plus ou moins considérable pendant l'époque de la chaleur, même avant qu'ils ne se soient livrés à l'acte de la génération. L'augmentation de volume de ces glandes ne peut pas être attribuée à l'influence de la saison des amours, puisqu'il est hors de doute que les mâles n'ont pas d'époque de rut, et qu'ils sont toujours disposés à couvrir leurs femelles, lorsque celles-ci peuvent les recevoir. Elle est donc due aux excitations nouvelles auxquelles ils sont soumis. La vue et le flair des femelles en chaleur, dout le vulve exhale une odeur particulière, doit préparer et provoquer la sécrétion spermatique avec bien plus d'activité encore que lorsqu'en dehors de cette saison, il cherchent à s'exciter au moyen de la langue, de frottemens contre les parois abdominales, ou même en montant les uns sur les autres, bien qu'étant du même sexe, pour se livrer à l'acte simulé.

Une excitation quelconque agissant sur les organes sexuels, doit donc commander infailliblement la fonction génératrice, activer la sécrétion de la semence, et amener l'engorgement des glandes spermagènes, que cette excitation soit produite pendant la saison du rut ou en dehors de cette époque. Le sperme sécrété dans ces glandes est élaboré par les dernières extrémités de l'artère spermatique, au point où ses ramifications se confondent avec les premières radicules du système vasculaire sécréteur. Si on stimule d'une manière quelconque les organes génitaux d'un chien, et cette expérience n'est pas difficile à faire, il en résulte nécessairement un afflux plus considérable de sang, qui amène la turgescence du pénis. Celle-ci provoque la sécrétion du sperme, et le gonflement des testicules, parceque, nous le répétons, il est incontestable que les mâles sont toujours aptes à la reproduction, et que les femelles seules ont des époques de chaleur. Seulement, cette sécrétion séminale devient naturellement plus active pendant la saison du rut, à cause des excitations plus puissantes auxquelles les mâles sont soumis par le contact de leurs femelles. Aussi est-il facile de comprendre comment la rage ne se déclare généralement qu'après l'époque de la chaleur, et pourquoi cependant elle peut éclater en dehors de cette saison, à la suite d'excitations artificielles quelconques qui rendent très bien compte de sa production.

Nous avons vu que, chez l'homme, dès que les testicules sont gorgés, le fluide séminal est reçu en dépôt dans les vésicules, d'où il peut être expulsé de diverses manières, et que cependant, son reflux jusques dans les vaisseaux spermatiques et les tuyaux séminifères, détermine quelquefois l'inflammation de ces glandes. Il doit en être ainsi chez les animaux privés de réservoirs. Cette absence engage à supposer que ces mêmes inconvénients peuvent se produire plus fréquemment encore que chez l'homme. Si la sécrétion devient plus active, en raison d'excitations plus vives ou plus et prolongées, et que toutes les parties avoisinant les organes génitaux viennent à regorger de sperme, que devient alors ce fluide, si l'animal continue à être condamné à une privation absolue? Ne pourrait-il pas être pris par les vaisseaux absorbans, charrié par le torrent circulatoire, et envahir l'économie? La bile résorbée ne produit-elle pas l'ictère? Le pus rassemblé en foyers ne subit-il pas quelquefois une résorption qui provoque des accidents graves et mortels? Celle du sperme ne pourrait-elle pas donner naissance à la rage? Ce qui semble l'indiquer, c'est l'exaltation érotique et l'ardeur extraordinaire pour le coït, que l'on observe presque constamment chez les personnes affectées de cette maladie, remarque qui a été faite également sur des chiens mâles et femelles, à l'école vétérinaire de Lyon.

Si on demandait pourquoi le virus rabique acquiert sa qualité virulente dans les glandes salivaires plutôt que dans une autre partie de l'organisme, on répondrait qu'il faut accepter les faits tels qu'ils s'offrent à nous. Explique-t-on pourquoi, dans le diabète, par exemple, la presque totalité des éléments sucrés sont rassemblés par la sécrétion rénale, et rendus par les urines? De même que les reins concentrent, par leurs fonctions émonctoires, l'élément sucré contenu dans le sang, de même, les glandes salivaires résument l'élément rabique. Du reste, il semble assez naturel qu'elles se chargent de cette élimination, car ont sait qu'elles sont très considérables, surtout chez les animaux du genre *Canis*. En outre, personne n'ignore que la transpiration cutanée forme l'une des sources les plus actives des grandes déperditions qu'éprouve l'économie. La quantité de cette exhalation influe beaucoup sur la dépuration du sang et l'équilibration de la chaleur animale. Or, le chien étant presque entièrement privé de glandes sudoripares, n'est jamais mouillé de sueur. Mais les glandes salivaires viennent suppléer à l'absence de la transpiration cutanée, de sorte que l'on peut dire que cet animal *sue par la gueule*. Il est alors facile de comprendre pourquoi le système salivaire qui joue un rôle si important chez lui, soit l'émonctoire naturel des principes délétères qui sont charriés par le sang.

Cette théorie de résorption spermatique a un attrait et une vraisemblance bien faits pour séduire. Cependant il se présente une objection que nous allons exposer pour en discuter la valeur, et qui va nous mettre sur la trace de deux autres questions très intéressantes. Préférant nous renfermer dans les modestes limites de l'expérience, de l'observation et de la vérité, que de risquer d'enfanter des opinions hasardées, nous ne pourrons peut-être pas en donner la solution complète, parceque les matériaux nous manquent, les observations qui ont été recueillies jusqu'à présent, étant loin de présenter ce cachet de précision indispensable à l'expérimentation. Dans toutes il existe, en effet, des lacunes bien regrettables qui les rendent stériles. Mais si nous ne parvenons pas à résoudre entièrement ces questions qui ne sont obscures et difficiles que parceque la science n'a pas pu nous fournir des éléments suffisans pour les élucider, nous allons, du moins, jeter sur elles quelques étincelles de lumière, et indiquer en outre, dans la troisième partie de ce travail, le moyen certain d'arriver à une solution, par des expériences ultérieures.

L'objection à laquelle nous faisions allusion est celle-ci : comment expliquer la production de la rage spontanée chez les femelles, puisqu'on ne peut pas invoquer à leur endroit la résorption spermatique ? On pourrait répondre qu'il n'est nullement certain qu'elles puissent contracter cette affection spontanément, et que tous les exemples relatés dans les ouvrages, peuvent bien se rapporter à la rage communiquée par morsure, d'autant plus qu'ils ne sont pas très nombreux. En employant les termes de : *chien enragé, loup enragé, chat enragé*, les auteurs ignoraient, la plupart du temps, la nature du sexe des animaux mentionnés, lorsqu'ils n'avaient pas été tués, et se sont conformés à cet usage établi d'employer cette dénomination générique, commune au mâle et à la femelle. Mais est-ce l'usage, ou bien les faits qui sont venus consacrer l'expression ?

On voit par ce simple aperçu que les observations consignées dans les ouvrages, manquent de détails suffisants pour nous éclairer sur ce point, et cela se conçoit puisque, en général, on n'a pas eu l'idée d'indiquer la différence du sexe. Ces reflexions nous entrainent dans une autre question non moins intéressante, et qui trouve sa place ici, car elle se rattache d'une manière intime à celle que nous abandonnons un instant. Presque tous les auteurs sont d'accord pour admettre que l'activité du virus rabique décroit par des transmissions successives, ou en d'autres termes, que si un chien enragé spontanément en mord un second, le second un troisième, le troisième un quatrième, et ainsi de suite, il arrivera un moment où le virus aura perdu sa propriété contagieuse. Mais personne n'a pu jusqu'à présent, spécifier à quel degré de transmission il devient inoffensif.

Quelques uns sont allés plus loin, et ont avancé que le triste privilège de transmettre la rage, n'est dévolu uniquement qu'à ceux qui l'ont contractée *spontanément*, c'est-à-dire qu'un animal quelconque se trouvera dans l'impossibilité de la propager, s'il en a été atteint lui-même par morsure. Ainsi, un second chien mordu par un premier affecté de rage *spontanée*, ne pourrait la communiquer ni à l'homme, ni à un troisième animal. Bien que cette manièr de voir paraisse paradoxale, un grand nombre d'observations recueillies par des hommes éminemment sérieux, donnent une grande valeur à cette opinion peu connue, il est vrai, mais qui ne laisse pas que d'être déjà consolante.

Nous allons exposer quelques arguments en faveur de cette manière de voir : d'abord les exemples de rage seraient beaucoup plus nombreux et plus fréquents, si la maladie pouvait se transmettre sans limites, car il est rare qu'un chien enragé n'en morde pas plusieurs autres. Or, que deviendrions-nous, si chaque animal pouvait, à son tour, propager la contagion indéfiniment ? Bientôt on ne pourrait pas faire un pas sans rencontrer des victimes, et l'humanité ne tarderait pas à être en proie au fléau. Ensuite, on sait que la rage ne se déclare presque jamais chez les animaux qui jouissent de leur pleine liberté, et se rassemblent en grand nombre dans certaines villes, comme à Constantinople, par exemple. Mais, comme nous l'avons déjà dit, on en a cependant observé quelques cas, surtout depuis que les Européens ont émigré dans ces contrées. Or, comme ces animaux vivent en communauté, on peut bien supposer que si l'un deux devenait enragé, il en mordrait une dizaine d'autres environ. Ces dix chiens mordus devant être infailliblement atteints de l'affection rabienne, au bout d'un temps limité, à moins d'être tués sur-le-champ, qu'arriverait-il si chacun d'eux en mordait, à son tour, dix autres? Ne suffirait-il pas qu'il surgit deux ou trois cas de rage *spontanée*, pour que toute l'espèce *Canis* fût infectée et les populations décimées? A-t-on jamais entendu parler de pareils faits? S'ils avaient existé, n'auraient-ils pas eu un retentissement extraordinaire? Bien que cette maladie soit également très rare chez les animaux qui vivent en troupes et à l'état sauvage, elle se montre cependant quelquefois, puisque nous savons que les loups la contractent assez fréquemment. Si elle pouvait se transmettre indéfiniment, nous n'aurions plus, depuis longtemps, à nous préoccuper de l'existence de ces animaux, et des ravages qu'ils commettent.

Outre ces raisonnements, il existe des faits nombreux et authentiques, qui viennent à l'appui de cette opinion. Ils ont été recueillis, il y a une trentaine d'années, par le docteur Capello et le professeur Bader, et il est regrettable qu'ils soient restés ensevelis dans l'oubli. Nous allons en donner le résumé succinct :

Un chien affecté de rage *spontanée*, mordit un jeune homme et un bœuf. Ce dernier animal ayant contracté la maladie au bout de trois jours, mordit, à son tour, un grand nombre d'animaux de son espèce et même d'espèces différentes, sans qu'aucun d'eux n'éprouvât le moindre symptôme rabique. Le jeune homme étant devenu enragé, on inocula sa bave à un petit chien qui continua à vivre dans un état de parfaite santé.

Le chien d'un bouvier fut atteint de rage *spontanée*. Avant de le tuer, on recueillit une certaine quantité de salive qui fut inoculée à un chat et au même petit chien précité. Six jours après, ce dernier devient triste, refusa les alimens et les boissons, et succomba, assailli par tous les symptômes de la rage.

La salive du même chien fut inoculée, à l'aide d'un grand nombre d'incisions, à un autre animal de son espèce, à qui on donna la liberté, après l'avoir enfermé pendant sept mois, aucun symptôme rabifique ne s'étant manifesté.

Chez le chat dont nous avons parlé précédemment, la rage se développa trente-quatre jours après l'inoculation, et l'intensité de la maladie fut telle, que la mort survint le deuxième jour. La bave de cet animal fut inoculée à un autre chat qui surveillé pendant six mois, ne présenta aucun symptôme suspect.

Un chien devenu enragé *spontanément*, en mordit deux autres. L'un d'eux fut tué immédiatement, et l'autre ayant été atteint de tous les symptôme de la maladie, mordit trois ou quatre femmes, sans qu'aucune d'elles n'eut contracté l'affection rabienne.

Un chasseur accompagné de son chien, en ayant aperçu un autre qui, après avoir assailli et mordu le sien, se dirigeait sur lui, avec les yeux brillans, le regard féroce et une bave écumeuse à la gueule, le tua d'un coup de fusil. Le chien blessé contracta la maladie trente-huit jours après, et avant de mourir, il mordit a son tour quatre animaux de son espèce ainsi que deux enfans. Ni ces deux enfans, ni ces quatre chiens n'éprouvèrent d'accidents. On vérifia peu de jours après, que celui qui avait été tué d'un coup de fusil, et qui appartenait à un jardinier du voisinage, était devenu enragé *spontanément* aucune trace de blessure n'existant sur son corps.

Un individu avait deux chiens. L'un d'eux mord son camarade, sort de la maison, et va mourir avec tous les sympômes rabéiques, dans un endroit écarté, où l'on constata qu'il n'avait été blessé par aucun autre animal, et que par conséquent il avait été frappé de rage *spontanée*. Le propriétaire prévenu de cette circonstance, se met sur ses gardes, sachant bien que son second chien était exposé à contracter la maladie, ce qui arriva, en effet, au bout de cinquante-un jours. Bien qu'attaché, il rompt ses chaînes, fait plusieurs blessures à la femme de ménage et au domestique, sort dans la rue, mord plusieurs femmes, un homme et une petite fille, ainsi que 3 ou 4 animaux de son espèce. Aucune de ces personnes ni de ces animaux ne furent attaqués de la rage.

Un chien devenu enragé *spontanément*, en mordit d'abord un autre de grande taille, puis le domestique dont il était le compagnon inséparable, et qui périt bientôt, victime de la maladie. Quelques jours après l'événement, un lapin qui avait vécu avec le chien de la maison, mordit une femme, ainsi que les jambes et le derrière d'un cheval. Ni la femme, ni le cheval n'éprouvèrent le moindre symptôme; et cependant le lapin était bien enragé, car une bave écumeuse lui sortait de la bouche, et ayant été retrouvé mort dans un coin, on constata sur son corps, deux blessures, dont l'une n'était pas encore cicatrisée.

Le chien de grande taille cité dans l'observation précédente, devint enragé quelques jours après, et mordit, à son tour, plusieurs animaux de son espèce, et plusieurs personnes; mais aucun symptôme rabique ne se manifesta.

Dans le journal médico-chirurgical de Flagini, le professeur Bader raconte que son propre chien devenu enragé *spontanément*, en blessa plusieurs autres qui contractèrent la maladie, mais que ces derniers ne la communiquèrent pas aux autres chiens qu'ils mordirent.

D'après ces faits bien avérés, la propriété contagieuse se perdrait donc à la deuxième reproduction du mal, c'est-à-dire que la rage cesserait d'être transmissible au deuxième degré. Ce qui porte encore à le croire, c'est qu'il parait que les symptômes précurseurs de cette maladie sont bien plus intenses, et éclatent plus brusquement chez les animaux frappés *spontanément* que chez ceux qui sont atteints *par communication*. Un chien frappé de rage *spontanée* est plus désobéissant, plus haineux et plus méchant que celui à qui cette maladie a été transmise. Ses accès de fureur sont plus terribles, et son horreur de la société plus prononcée. Aussi ne le voit-on presque jamais dans les lieux habités. Il erre dans la campagne et recherche les endroits les plus retirés.

Cette théorie est donc aussi bien appuyée par le raisonnement que par les faits, et malgré sa vraisemblance, Bérard, Denonvilliers et Le Cœur sont les seuls auteurs modernes qui y ajoutent foi. Tous les autres n'en font même pas mention. Cependant elle aide puissamment à expliquer ou à confirmer la plupart des faits. Ainsi, on comprend facilement, à présent, pourquoi les expériences d'inoculation qui ont été faites, n'ont pu être couronnées de succès, qu'autant que les expérimentateurs se sont servis de la salive d'animaux atteints *spontanément*. On comprend encore bien mieux pourquoi tous les animaux, hors ceux des espèces *Canis* et *Felix*, ne peuvent communiquer la maladie, puisqu'ils n'en sont jamais atteints qu'au deuxième degré. Il est donc inutile d'invoquer la forme de leurs dents et la disposition de leurs mâchoires, argument illogique, comme nous l'avons déjà prouvé, puisque le cheval, aussi bien que l'homme, peuvent faire des morsures sanglantes, profondes, étendues, et dans lesquelles la bave pourrait pénétrer et être absorbée. On s'explique, enfin, comment la sueur, l'haleine et la liqueur séminale des personnes enragées, est incapable de transmettre la contagion, leurs morsures même ne produisant aucun résultat fâcheux. On peut en dire tout autant, relativement au lait des herbivores, ces animaux n'étant jamais atteints que par communication.

Mais en serait-il de même du sang? Les faits que nous avons relatés, nous engagent fortement à nous prononcer pour l'affirmative. Cependant, sur ce point seulement, le doute est permis, car on pourrait objecter que la plupart des inoculations et des ouvertures cadavériques qui ont été pratiquées, avaient pour objet des herbivores, ou bien des animaux appartenant à la race canis, mais atteints au deuxième degré, c'est-à-dire affectés de rage *communiquée*. La même innocuité se rencontrerait-elle si on inoculait le sang d'un animal frappé *spontanément ?* Nous le croyons. Cependant en face d'un danger aussi sérieux, il serait imprudent de l'affirmer, et de ne pas conseiller aux médecins et aux vétérinaires de prendre quelques précautions, lorsqu'ils font l'autopsie d'animaux qui ont succombé à la rage *spontanée*.

Cette théorie de la *spontanéité*, nous suggère encore une autre remarque, c'est qu'elle explique parfaitement pourquoi il est arrivé si fréquemment que des morsures graves faites par des animaux enragés, n'ont été suivies d'aucun résultat fâcheux, même lorsque les blessés n'ont employé aucune précaution pour neutraliser l'effet du virus. On peut fort bien supposer que ces animaux étaient affectés par *communication* et non pas *spontanément*. Elle explique encore tous ces prétendus succès que l'on a attribués à tant de remèdes différens. On comprend, enfin, pourquoi la plupart des auteurs sont plongés dans l'erreur en croyant qu'une cautérisation tardive doit toujours être tentée, parcequ'elle est censée avoir réussi quelquefois à conjurer la maladie, bien qu'employée dix, vingt et même trente jours après l'accident. Afin d'expliquer comment la guérison est possible, tant que la maladie n'a pas éclaté, ils se sont basés sur la longue durée de l'incubation, et la lenteur présumée de l'absorption du virus. Mais il est bien permis de penser que tout ces succès ont été illusoires, et qu'on avait affaire à des morsures faites par des animaux atteints de rage *communiquée*. On peut encore se demander, par la même raison, si la cautérisation a jamais été réellement efficace, lorsqu'elle a été pratiquée une heure ou deux après l'accident, comme cela est arrivé presque toujours. Ces reflexions sont bien faites pour engager à ne pas perdre un seul instant, lorsqu'il s'agit de prévenir l'absorption du virus.

Le Cœur a supposé aussi la possibilité d'une résorption spermatique. Bien qu'il n'ait consacré que quelques lignes à une idée si intéressante, sans la développer, et sans même faire mention de l'absence des vésicules séminales, nous sommes heureux qu'il se soit rencontré avec nous sur ce point, car nous espérons que cette idée, appuyée par les argumens qui lui manquaient, et que nous avons exposés pour en faire ressortir la vraisemblance, attirera, cette fois, l'attention d'une manière sérieuse. Mais nous cessons d'être en communion de pensées avec lui, à l'égard des femelles qu'il croit incapables de pouvoir contracter la rage *spontanément*, bien qu'il admette, cependant, la théorie de la *spontaneité*, ce qui devient une contradiction manifeste. En effet, il existe dans la science, un certain nombre de faits bien authentiques qui prouvent que la maladie a été communiquée assez souvent par des morsures de femelles enragées. Or, si elles l'avaient contractée par transmission, elles devaient être inaptes à la communiquer elles-mêmes. Parmi ces faits, nous allons nous borner à citer les suivants.

Louve enragé ayant mordu plusieurs personnes qui ont succombé à la maladie (*Mémoires de la société Royale de médecine, observation* 14e (1re *section*).

Louve hydrophobe ayant mordu vingt personnes, dont sept sont mortes de rage. (*Mém. de la Soc. Roy. de Med. Obs.* 18e. (1re *Section*).

Louve enragée ayant mordu plusieurs personnes dont une seule a été frappée de la maladie. (*Mém. de la Soc. Roy. Méd.* (3e *section*).

Louve atteinte d'affection rabienne, ayant blessé plusieurs personnes dont deux sont mortes de la rage. (*Mém. de la Soc. Roy. de Med.* (4e *section*).

Louve enragée ayant mordu huit personnes, dont sept ont succombé à la suite de la même affection. (*Mém. de la Soc. Roy. de Méd.* (4e *section*) (Cette observation est rapportée par le Dr. Bouret).

Vingt-trois personnes ont été blessées par une louve. Treize sont mortes de la rage, dans l'intervalle de quelques mois, ainsi que plusieurs vaches assaillies par le même animal. Les personnes qui ont succombé, avaient été mordues immédiatement sur la peau, et les autres ont été garanties par leurs vêtements qui ont, sans doute, intercepté la bave.

(*Observations cliniques sur la rage*).

(Ce fait est également relaté par Willermé et Trolliet, dans le dict. des sc. méd.)

Comment expliquerons-nous alors la cause productrice de la rage chez les femelles ? Toutes les affections contagieuses qui affectent l'espèce humaine ou les diverses races d'animaux, sévissent aussi bien sur les femelles que sur les mâles. La nymphomanie chez la femme, correspond au satyriasis chez l'homme. Il est donc tout naturel qu'elles puissent être frappées de la maladie, par cela même qu'elles appartiennent aux races *Canis* et *Felis*, et pour être conséquent avec ce que nous avons dit : que rien n'existe de rien, nous pensons qu'il peut s'opérer, chez elles, une résorption des liquides contenus dans les vésicules de l'ovaire, ou des fluides sécrétés par les cryptes muqueux de l'utérus et du vagin.

Ce qui donne un peu de vraisemblance à cette supposition, c'est que plusieurs physiologistes ont découvert dans l'ovaire de la femme, des vésicules qui se remplissent et se vident, et ont admis que leur plénitude fait naître la passion, et constitue le siége du besoin générateur, de même que chez l'homme, il réside dans la plénitude des vésicules séminales. Valisnieri cite l'observation d'une jeune fille qui mourut vierge, dans un accès de nymphomanie hystérique, et il trouva, sur l'un des ovaires, une vésicule bien saillante et bien distendue. D'autres pensent que le besoin dépend de la résorption du fluide sécrété par les cryptes muqueux de l'utérus et du vagin, et que l'arrêt de ce fluide provoque le désir génésique. Ils se fondent sur ce que le coït produit une évacuation muqueuse abondante, qui amène à sa suite la satisfaction des désirs qui s'éteignent pendant un certain temps, jusqu'à ce qu'une nouvelle sécrétion ait rempli les cryptes.

Les femelles des animaux doivent probablement posséder aussi des vésicules dans l'ovaire, puisque, de même que chez la femme, elles ont, dans l'utérus et le vagin, des cryptes muqueux qui sécrètent des fluides particuliers en très grande abondance, surtout pendant l'époque du rut. Ne peut-on ne pas supposer que ces fluides sont resorbés ? Dans ce cas, après avoir été charriés par le sang, rassemblés et résumés par le système des glandes salivaires, ils constitueraient, de même que le sperme, chez l'homme, les élémens du virus rabique.

Inspirés par le vif désir d'élucider la question principale, nous n'avons voulu négliger aucune des idées accessoires qui pouvaient s'y rattacher, et auxquelles nous ne donnons de l'importance qu'autant qu'elles peuvent servir à mettre sur la trace de la vérité. L'essentiel pour nous était de développer notre opinion à l'aide d'argumente sérieux, et de prouver d'une manière évidente, que la privation des plaisirs vénériens, est l'unique cause de la rage. Mais, que le virus rabique naisse par suite des désordes spéciaux que cette privation provoque dans l'organisme, et dont l'action intime dépasse les bornes de l'intelligence humaine, ou bien que les élémens en soient fournis par la résorption du sperme chez les mâles et celle des fluides muqueux chez les femelles, *l'idée mère* n'en cesse pas moins de surnager avec son auréole de vérité. Cependant, comme il est utile de savoir si la théorie de la *spontanéité* est vraie ou fausse; et de s'assurer en outre, si les femelles peuvent contracter la rage *spontanément*, oui ou non, nous allons indiquer les expérimentations qu'il est facile de faire pour résoudre ces problèmes. Elles seront appelées, en même temps, à confirmer par l'expérience, l'idée principale qui domine dans cette œuvre.

Il ressort de toutes ces appréciations, que la rage est bien due à la privation de la fonction génératrice, que l'absence des vésicules séminales, chez les animaux des races *canis* et *felis*, peut bien ne pas y être étrangère, et peut-être aussi la résorption du sperme chez les mâles, et celle des fluides muqueux chez les femelles.

L'influence des saisons, les époques éloignées du rut, l'absence complète, ou du moins l'extrême rareté de cette maladie, dans les contrées où ces animaux vivant à l'état sauvage ou en pleine liberté, peuvent satisfaire leur appétit vénérien, sont des circonstances qui militent en faveur de notre opinion. Elle se trouve corroborée par la fréquence de cette affection chez les nations civilisées, féquence qui est en raison directe de l'esclavage auquel ils sont soumis.

Action des propriétaires sur les chiens, disproportion sexuelle, mesures de police qui entrainent la privation de la liberté, et par suite, l'impossibilité, pour un certain nombre, d'accomplir l'acte de la copulation, tous ces rapprochemens ne font que confirmer la réalité de la cause que nous admettons. Si on remarque, en outre, que le fléau apparait presque toujours après les époques du rut, et si l'on fixe son attention, enfin, sur l'analogie qui existe entre les symptômes les plus saillans du satyriasis et de la nymphomanie, névroses qui surviennent ordinairement après une continence forcée, comparés à ceux de la rage dans laquelle l'ardeur érotique est presque toujours portée à son comble, il ne sera plus permis de conserver de doute.

TROISIÈME PARTIE.

Prophylaxie.

Maintenant que la cause de la rage est connue, nous allons chercher les moyens qui pourraient en préserver l'humanité.

Exterminera-t-on la race canine?

Le chien, cet animal sincère dont la docilité et l'obéissance sont à toute épreuve, le chien qui connait toujours son maitre, accourt à sa voix, sait le défendre à l'occasion, et lorsqu'il a succombé à un attentat, loin de l'abandonner, reste à gémir auprès de son cadavre, comme pour attendre la fin de ce long sommeil! Le chien qui retrouve toujours les traces d'un voyage lointain qu'il aura fait pour la première fois ! Le chien dont la seule crainte est de déplaire, qui dépose aux pieds de l'homme, sa force, ses talents et son courage, attendant ses ordres pour en faire usage, et devinant sa volonté par un seul regard !! Le chien, enfin, qui n'oublie jamais un bienfait, ne se rebute pas par les mauvais traitements, et vient souvent lécher la main qui l'a frappé !!! Qu'on nous pardonne cette petite tirade en faveur d'un animal qui mérite, à tant de titres, notre affection. Le sentiment se révolte à la seule idée d'une pareille extermination, et l'autorité le prescrirait-elle, que les populations en éprouveraient de l'émoi, et l'opinion publique n'approuverait pas une pareille cruauté.

Et d'ailleurs, qu'en résulterait-il ? C'est que tous ceux qui possèdent ces animaux par utilité, se trouveraient privés des services qu'ils en retirent. Il en résulterait que l'aveugle n'aurait plus un compagnon fidèle pour le conduire, que le fermier perdrait le gardien de sa propriété, et que le berger serait obligé de se passer du concours de cet animal qui garde et défend, avec une vigilance si remarquable, les troupeaux qu'on lui confie. Comment priver les grands seigneurs de leur meute nombreuse qui réveille encore en eux quelques étincelles de plaisir, en l'absence de tous les autres éteints par la satiété ? Comment ravir au prolétaire et au simple ouvrier, un ami dévoué, sa société habituelle, qui seul peut-être par son abnégation et ses marques d'attachement, console sa misère, dont l'aspect inspire plus souvent de l'éloignement que de la sympathie ? Son utilité aussi bien que nos faiblesses plaident donc en faveur de cet intéressant animal.

Le laissera-t-on vivre en liberté ?

De cette manière on atteindrait, sinon complètement, du moins, à peu-près, le but qu'on se propose. Mais il faudrait, avant tout, rétablir l'équilibre sexuel, et enjoindre à un certain nombre de propriétaires d'élever des femelles plutôt que des mâles, avec défense de les enchaîner aux époques du rut. Avouons que ce serait impratiquable, car l'autorité devrait intervenir, et une pareille surveillance serait, non seulement impossible, mais ne conviendrait pas à la dignité de ses attributions.

Laissera-t-on les chiens errer dans les rues, comme à Constantinople, prendre possession de la ville, par bandes et par quartiers, posant des sentinelles pour en défendre l'approche à ceux qu'ils ne reconnaissent pas comme étant des leurs ?

Cette mesure ne pourrait pas avoir son application en France, ni chez les autres nations civilisées, où ces animaux n'ont pas pour spécialité, comme dans cette ville, de suppléer à la police, et d'entretenir la grande voierie, à tel point qu'il est reconnu par des gens éclairés, que des fléaux comme la peste par exemple, pourraient se déclarer s'ils ne se chargeaient pas de faire disparaître les immondices. Dans nos contrées, nous savons tirer parti de tout, et chaque chose a son but. Les immondices ne séjournent pas dans les rues, parce qu'elles servent à l'industrie aussi bien qu'à l'agriculture, et si nous possédons des chiens, c'est, en général, à cause des services directs que nous en retirons. Les laisser vivre répandus çà et là, en pleine liberté, et pour ainsi-dire à l'état sauvage, n'est pas plus praticable que l'extermination qui répugne à notre caractère et à nos mœurs. D'ailleurs, ces animaux cesseraient alors d'avoir leur utilité ou leur agrément Ils deviendraient même nuisibles et à charge aux populations, car leur nombre s'accroîtrait indéfiniment, et il faudrait leur donner le pain de l'indigence.

Il n'y a donc qu'un moyen terme qui puisse, tout en respectant les goûts et les caprices de chacun, donner une garantie de sécurité à tous Or, ce moyen auquel on na pas songé, et que nous croyons très pratiquable, serait de soustraire les chiens à l'influence génésique, en les soumettant à la castration.

En écrivant ces lignes, il nous semble entendre

ce cri d'indignation: à la cruauté, à la barbarie!! et décliner peut-être l'impossibilité d'une pareille pratique, sans réfléchir qu'à chaque instant de semblables choses se passent sous nos yeux. On en agit ainsi, en effet, à l'égard de la plupart des animaux domestiques, et sans qu'aucun danger vienne en imposer la nécessité. N'y soumet-on pas le cheval, pour le rendre moins fougueux, plus souple et plus docile? Ne se pratique-t-elle pas sur le taureau et sur les pachydermes, dans le but d'améliorer leur chair et de les engraisser, afin d'en retirer un meilleur produit comme alimentation? Les vaches et les truies n'en sont pas exemptes, et nous n'épargnons pas même l'agneau, ce symbole de la douceur et de l'innocence. Sa voix plaintive qui rappelle celle d'un jeune enfant exprimant un chagrin ou une douleur, ne nous désarme pas, et ne fait pas tomber de nos mains le couteau que nous lui enfonçons froidement dans la gorge.

Notre égoïsme pèse fatalement sur tout ce qui nous entoure, et rien ne nous arrête, lorsqu'il s'agit de satisfaire nos passions et nos goûts. L'oiseau innoffensif n'échappe pas à nos coups, et nous le sacrifions également à nos penchans gastronomiques. Nous-mêmes qui sommes loin d'être dépourvus de sensibilité, nous avouons naïvement que nous n'avons jamais eu l'idée de nous récrier à la vue d'un chapon truffé, dont l'odeur parfumée et la couleur dorée étaient des avant-goûts du plaisir que nous nous promettions. Ce serait cependant dans de semblables circonstances, qu'il serait presque permis de crier à la mutilation et à la barbarie, car nous n'avons d'autre vue que celle de servir, dans la vie, des intérêts secondaires bien inférieurs à l'instinct de la conservation, et qui doivent pâlir devant le spectre menaçant de la rage.

Non, ce ne serait pas une cruauté, car on ne soumettrait à cette opération que les jeunes chiens, sans avair recours ni au fer, ni au feu, ni à l'excision du cordon testiculaire, à l'arrachement, au râclement ou ratissement et à la ligature. Il suffirait de faire subir à leurs glandes spermagènes, une pression entre les doigts, pour en déterminer la division, comme on le fait à l'égard des agneaux. Cette opération dite *par écrasement*, loin d'être effrayante, a un caractère de bénignité telle, qu'on pourrait presque lui enlever cette dénomination. Elle se pratique presque instantanément, et la douleur est, sinon nulle, du moins à peu près insignifiante, en raison du jeune âge des animaux, dont le système nerveux n'est pas encore apte à bien percevoir les sensations.

Non, ce ne serait pas une cruauté, car dans leur intérêt même, il serait préférable de les soustraire aux exigences d'une fonction dont il n'auraient pas conscience, que de laisser exister pour eux le supplice de Tantale, en comprimant leurs besoins et les empêchant de se livrer au penchant commandé par la nature. En outre, toutes les mesures de police n'auraient plus raison d'être, ce qui donnerait satisfaction aux propriétaires aussi bien qu'aux animaux eux-mêmes qui seraient plus libres et moins tourmentés. Quelle est aujourd'hui la perspective d'un pauvre chien qui, par hasard, vient à rompre ses chaines ? Celle d'être saisi, mis en fourrière, et assommé, s'il n'est pas réclamé sous les trois jours. Cette mesure serait donc une bonne œuvre, aussi bien pour l'humanité que pour la race canine, et nous n'aurions plus le spectacle de deux animaux accouplés sur une place publique, en présence de jeunes filles, tableau scandaleux qui peut mettre l'imagination en éveil, avant même que les sens n'aient parlé.

Nous objectera-t-on que cette mesure aurait pour résultat infaillible d'éteindre la race ? Non, la reproduction ne s'en ferait pas moins par les moyens que nous allons proposer tout à l'heure. Elle aurait seulement pour conséquence de diminuer le nombre des chiens, et concourrait ainsi au but que le gouvernement a voulu atteindre, en les frappant d'un impôt. Cette diminution aurait des avantages immenses sous le point de vue économique, car il existe, en France, plusieurs millions de ces animaux, dont un grand nombre n'ont aucune utilité. Le pain qu'on leur donne pourrait soulager bien des infortunes, et suffire à la nourriture quotidienne de plusieurs dizaines de milliers de pauvres.

En raisonnant par analogie, on pourrait nous dire qu'un chien castrat ne pourra plus nous rendre les mêmes services. Il est vrai que la castration, chez l'homme, modifie ses proportions physiques, et influe même sur son moral. L'enuque conserve les formes de l'enfance, son larynx ne se développe pas, ainsi que le système pileux, et son caractère reste mou et timoré comme celui de la femme. Les animaux soumis à la même opération, perdent également une partie de leur vigueur. Ainsi, les chevaux hongres sont moins forts que les chevaux entiers, et il en est de même des bœufs, etc. Mais il faut remarquer que le chien nous sert bien plus par ses instincts que par sa force physique. Gardien fidèle, il donne l'éveil par ses aboiements ; doué d'un odorat exquis, il sent le danger de loin. Nous croyons donc que cette légère diminution de force physique n'est pas un inconvénient suffisant pour empêcher de mettre en application la mesure que nous proposons.

Quant à son courage, nous doutons que le chien, essentiellement brave de sa nature, perde cet instinct inné. Il est, d'ailleurs, tellement docile et apte à recevoir toutes les impulsions qu'on lui donne par l'éducation, que nous devons croire qu'il resterait aussi bon gardien, et qu'il saurait défendre son maître aussi bien qu'aujourd'hui. Il n'en deviendrait même que plus fidèle et plus attaché. D'ailleurs, s'il répugnait à certains individus d'avoir des chiens castrats, ils pourraient s'en consoler en élevant des femelles, et se conformant aux conditions que nous allons bientôt faire connaître, pour les empêcher de contracter la rage, dans la supposition qu'elles soient susceptibles d'en être frappées *spontanément.*

Nous nous attendons à voir l'administration reculer, et nous faire l'objection suivante : l'opinion que vous émettez nous parait vraisemblable, et nous sommes tout disposés à croire que la privation de la fonction reproductrice est réellement la cause unique de la rage. Mais cette opinion n'a pas été sanctionnée par l'expérience, et confirmée par des faits assez nombreux pour que le doute ne soit pas permis. Cette objection est très juste, car il n'existe, en effet, dans l'état actuel de la science, qu'un très petit nombre de faits qui ne suffisent pas pour imprimer une conviction profonde et une certitude absolue. On lit dans le dictionnaire des sciences médicales, que Rossi est parvenu à faire naître la rage chez un chat qu'il avait tenu renfermé, seul, dans une chambre. Bien qu'il en ait conclu que la privation de la liberté est la cause unique de cette maladie, nous sommes tout disposés à admettre la véracité de ce fait, parce que la privation de la liberté entraine aussi celle de l'acte génésique, reflexion qui semble avoir échappé à l'esprit de cet expérimentateur. Grœve a observé aussi que cette affection s'était déclarée chez des chiens qu'on empêchait de satisfaire au désir vénérien. Le Cœur cite également deux ou trois observations analogues ayant trait à des animaux de la même race, qui auraient été atteints spontanément, étant à l'attache, et vivement excités par le flair de femelles en rut.

Ces quelques faits ne sont vraiment pas assez authentiques, et surtout assez nombreux pour que l'administration puisse prendre sur elle d'appliquer dans toute la France, la mesure que nous avons indiquée. Aussi venons-nous proposer un moyen facile de confirmer notre opinion par des expériences établies sur une grande échelle, et qui ne laisseraient plus aucun doute sur sa véracité.

Il s'agirait de réunir dans un établissement particulier, une soixantaine de chiens repartis comme il suit : Vingt chiens entiers, vingt femelles, et vingt castrats. On leur donnerait de l'eau à discrétion, et une nourriture excellente, copieuse, et même un peu excitante. Dès que l'époque du rut serait arrivé, on mettrait les chiens en demeure de flairer les femelles, et on exciterait leur ardeur érotique au plus haut degré, par tous les moyens possibles, et sans les laisser consommer l'acte de la copulation. Le contact direct serait empêché à l'aide d'un grillage de séparation. Ce nombre de chiens, loin d'être trop considérable, serait peut-être insuffisant, parceque l'ardeur génésique est très-variable suivant les tempéraments. Cette distinction n'étant pas facile à faire chez les animaux, il vaudrait mieux en réunir un plus grand nombre, dans la crainte de ne pas obtenir de résultat, bien que l'idée fût vraie.

D'après les considérations que nous avons exposées dans toute l'étendue de ce travail, aucun castrat ne serait atteint de la maladie ; mais nous sommes convaincus qu'au bout d'un temps que nous ne saurions limiter, plusieurs cas de rage spontanée se déclareraient parmi les chiens entiers, ce qui prouverait en faveur de notre opinion, et apporterait, enfin, une solution à cette question qui reste encore en suspens, et que l'humanité fait un devoir de résoudre.

En surgirait-il parmi les femelles ? Nous ne saurions l'affirmer d'une manière positive. Les observations assez nombreuses qui sont consignées dans les mémoires de la société royale de médecine et dans quelques autres ouvrages, nous engagent à nous prononcer pour l'affirmative, d'autant plus qu'il doit exister d'autres faits qui ont été passés sous silence, parceque, comme nous l'avons déjà dit, l'attention n'était pas fixée sur la nature du sexe des animaux. On est encore plus porté à le croire, si on ajoute foi à la théorie de la *spontanéité* ; et en supposant qu'on la rejette, il faudrait admettre, alors, que les animaux femelles n'ont jamais contracté la maladie que par suite de morsures, ce qui semble très peu probable. La vérification de cette question serait donc facile. Dans le cas négatif, la castration que nous avons proposée pour les mâles, suffirait pour nous garantir du fléau, et chacun pourrait être possesseur de femelles, sans aucun inconvénient, et sans qu'il y ait lieu d'employer des mesures particulières à leur égard. Si au contraire, quelques cas venaient à se manifester, on aviserait aux moyens que nous allons indiquer.

Remarquons en passant, que ces mêmes expériences serviraient à élucider la théorie de la *spontanéité*. Ainsi, dès qu'un chien deviendrait enragé, on en ferait mordre un second, qui en mordrait, à son tour, un troisième, etc., et de cette manière on s'assurerait si la rage peut se communiquer indéfiniment, oui ou non.

Voici les mesures qu'il conviendrait de prendre pour s'opposer à l'extinction de la race canine. Elles serviraient, en même temps, à conjurer le développement de la rage chez les femelles, en supposant que l'expérience ait prouvé qu'elles soient susceptibles de la contracter spontanément, et auraient, en outre, pour résultat, d'améliorer et de perfectionner cette race.

Il s'agirait d'établir dans chaque commune, un dépôt de chiens étalons. Chaque propriétaire de femelles serait tenu de les amener un certain nombre de fois par an, aux époques du rut, et devrait justifier, sous peine d'une forte amende, par la présentation d'une carte sur laquelle le cachet de l'autorité serait apposé, que sa chienne a été couverte. Cette mesure ne serait nullement dispendieuse, parceque chaque saillie serait rétribuée au bénéfice de la commune, et cette rétribution serait largement suffisante pour couvrir les frais d'entretien des étalons. L'administration ayant à sa disposition le nombre des chiens de chaque commune, puisqu'ils sont imposés, il serait facile de savoir le nombre d'étalons qui seraient nécessaires. Nous pensons qu'un seul suffirait à vingt femelles environ.

Sans préciser d'une manière absolue à quel genre d'autorité le dépôt d'étalons serait confié, nous pensons que le garde-champêtre de chaque localité pourrait bien en être chargé. Pour le dédommager de l'assujétissement auquel il serait soumis à certaines époques de l'année, on lui donnerait une rémunération perçue sur le montant des sallies. En outre, dans l'intérêt des populations, l'autorité communale exercerait une surveillance sur chaque dépôt. Elle veillerait à ce que les étalons soient nourris convenablement, et que pour satisfaire aux caprices des particuliers, certains d'entr'eux dont les formes seraient plus avantageuses, ne soient pas soumis à des épreuves trop rudes, aux dépens des autres qui en seraient privés.

Afin de ne pas entrainer à des frais inutiles, les communes de peu d'importance ne seraient nanties que d'étalons de races ordinaires. Les chefs-lieux de canton et les villes posséderaient seuls des dépôts destinés aux animaux de luxe. Il serait sage d'élever le prix de la saillie de ces derniers, et de le rendre très minime, au contraire, pour l'animal utile de race commune, appartenant à l'agriculteur ou à l'indigent. Du reste, en raison des primes délivrées par chaque saillie, de l'assujétissement de faire conduire les femelles à l'étalon, et du désagrément d'avoir une progéniture dont on se soucie quelquefois fort peu, les particuliers préféreraient généralement des chiens castrats, et les riches seuls se passeraient la fantaisie de posséder des chiennes.

De cette manière, la race canine ne s'éteindrait pas plus que les races chevaline, bovine, etc, qui ne manquent pas d'éleveurs chargés de veiller à leur reproduction. Guidés par l'appât du lucre, il surgirait bientôt des individus pour exploiter ce nouveau genre d'industrie qui pourrait devenir assez lucratif. Mais elle ne pourrait s'opérer qu'avec la restriction que nous avons exposée, c'est-à-dire que les éleveurs, propriétaires de femelles, seraient tenus de les présenter un certain nombre de fois par an, au dépôt d'étalons de la commune. On empêcherait ainsi les chiennes d'être frappées de rage spontanée, et on perfectionnerait la race canine, en s'opposant aux croisements capricieux des particuliers. En outre, toutes les mesures de police qui existent aujourd'hui, pourraient être supprimées. L'expérience ayant démontré, comme nous en avons la conviction, que la privation de l'acte de la copulation, est la cause réelle de la rage, on laisserait aux chiennes une certaine liberté, et il n'y aurait plus besoin de les museler.

On peut nous demander pourquoi on n'agirait pas envers les mâles comme nous le proposons à l'égard des femelles, ou en d'autres termes, pourquoi on ne chercherait pas à éviter la castration, en les faisant saillir un certain nombre de fois, chaque année, pendant l'époque de la chaleur. Cette mesure n'offrirait pas, à leur endroit, une garantie suffisante. Comme nous l'avons déjà dit plusieurs fois, les mâles n'ont pas d'époque de rut, et sont toujours aptes à couvrir leurs femelles, dès que celles-ci sont en état de les recevoir. En dehors de cette saison, ils peuvent être exposés à des excitations artificielles qui, en activant la sécrétion spermatique, pourraient déterminer la maladie. Qui sait même si des personnes malveillantes ne chercheraient pas à en abuser. La question qui nous occupe est trop sérieuse pour qu'on se borne à prendre des demi-précautions qui n'atteindraient pas, d'une manière complète, le but qu'on se propose. Que sont tous ces légers inconvéniens, comparés au fléau de la rage !!!

On remarquera sans doute que nous ne préservons l'humanité qu'en partie, puisqu'il existe dans les races canis et felis, d'autres animaux qui peuvent contracter cette maladie spontanément. Cela est vrai, mais il est inutile de s'occuper des animaux féroces de la race félis, puisqu'ils n'habitent pas nos climats. Nous pouvons également passer les renards sous silence, à cause de l'extême rareté des cas qui leur sont attribués, et qui ne sont pas même bien authentiques. Les loups et les chats sont donc les seuls animaux qui méritent de fixer notre attention. Pour les premiers, nous ne pouvons que conseiller de leur déclarer une guerre assidue et acharnée, et de faire, dans les départements, des battues fréquentes, organisées sur une grande échelle, afin de les exterminer tous, comme l'ont fait les Anglais qui sont parvenus à en purger leur pays. De cette manière, on atteindrait un double but puisqu'on préserverait en même temps les populations des ravages qu'ils commettent chaque jour.

Quand aux chats, comme la rage se déclare très rarement chez eux, nous pensons qu'il suffirait de prendre quelques précautions, telles que celle de ne pas les priver de leur liberté, surtout aux époques du rut, de les laisser vivre en état d'association, autant que possible, et de veiller à la proportion sexuelle. Dès que les populations connaîtraient le danger de la privation de la liberté, chacun y apporterait un attention sérieuse, dans son propre intérêt et s'empresserait de se conformer à nos conseils.

CONCLUSION.

Il résulte de toutes les considérations que nous venons d'exposer, qu'il est urgent que l'administration s'occupe de mettre en application les expériences que nous avons proposées, et qui consisteraient à réunir dans un établissement *ad hoc*, un certain nombre de chiens répartis comme nous l'avons indiqué. On s'assurerait que la privation de l'acte génésique est réellement la *cause unique* de la rage, et on résoudrait, en même temps, les autres points les plus importans qui se rattachent à une question aussi brûlante et aussi élevée. On saurait si les femelles sont susceptibles de contracter cette maladie *spontanément,* si elle peut se communiquer indéfiniment, ou si elle s'arrête à la deuxième reproduction.

Nous avons la profonde conviction que ces expériences prouveraient en faveur de l'idée mère qui domine dans cette œuvre, et elles feraient alors un devoir à l'administration, d'appliquer les mesures précitées, quitte à les modifier si elles sont défectueuses.

Le pouvoir si fécond aux grandes choses, prendra l'initiative, nous en sommes persuadés, pour assurer la sécurité des populations, et ne laissera pas échapper cette occasion de préserver l'humanité d'un fléau qui a déjà fait tant de ravages, et dont nous pourrons enfin, avoir raison. Bientôt toutes les nations civilisées ne tarderont pas à imiter notre exemple.

Notre tâche est accomplie, et nous attendons avec confiance, pleins d'espoir dans la sagesse du gouvernement, et dans la haute sollicitude du Chef de l'Etat, qui accueille toujours avec tant de bienveillance tout ce qui peut contribuer au bien-être de la nation.

FIN.

ERRATA.

Page 38, 22me ligne *au lieu de* des glandes d'un... *lisez* des glandes salivaires d'un chien...

Page 105, 11me ligne *au lieu de* la cause de... *lisez* la rareté de...